天下·文化
BELIEVE IN READING

社會人文 BGB541

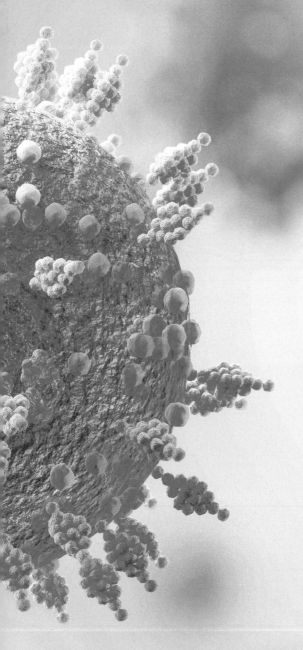

臺灣新冠疫情的衝擊與反思

邱淑媞——著

Reflecting the Impact of
Covid-19 in Taiwan

圖 1-1 各國新冠疫情累積死亡率長期變化

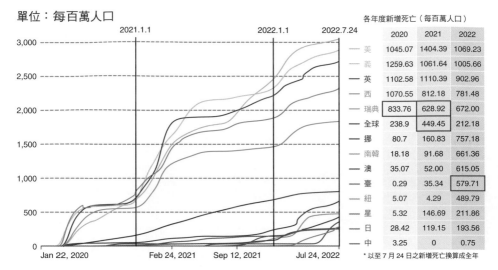

單位：每百萬人口

各年度新增死亡（每百萬人口）

	2020	2021	2022
美	1045.07	1404.39	1069.23
義	1259.63	1061.64	1005.66
英	1102.58	1110.39	902.96
西	1070.55	812.18	781.48
瑞典	833.76	628.92	672.00
全球	238.9	449.45	212.18
挪	80.7	160.83	757.18
南韓	18.18	91.68	661.36
澳	35.07	52.00	615.05
臺	0.29	35.34	579.71
紐	5.07	4.29	489.79
星	5.32	146.69	211.86
日	28.42	119.15	193.56
中	3.25	0	0.75

* 以至 7 月 24 日之新增死亡換算成全年

☐：臺灣 2022 死亡率推估，可能超過 2021 全球死亡率、與瑞典 2021 相近，達瑞典 2020 之七成

Source: Johns Hopkins University CSSE COVID-19 Data via Our World in Data (CC BY 4.0)

圖 3-1 減災與清零國家之疫情與管制比較

日發生率（每百萬人口，七日平均值）

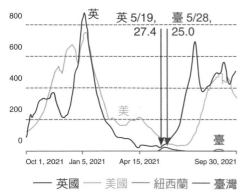

防疫管制嚴格度分數

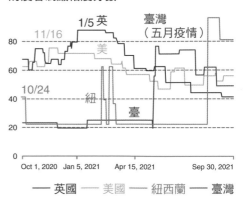

── 英國 ── 美國 ── 紐西蘭 ── 臺灣

── 英國 ── 美國 ── 紐西蘭 ── 臺灣

清零的臺、紐，大多數時候管制比英美低

Source: Hale, T., Angrist, N., Goldszmidt, R. et al. A global panel database of pandemic policies (Oxford COVID-19 Government Response Tracker). Nat Hum Behav 5, 529–538 (2021) .https://doi.org/10.1038/s41562-021-01079-8 via Our World in Data (CC BY 4.0)

圖 3-2 減災與清零路線之自由度比較

英國：減災

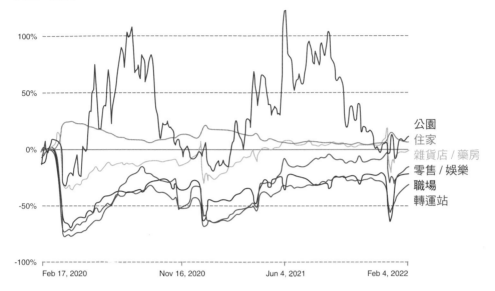

臺灣：清零

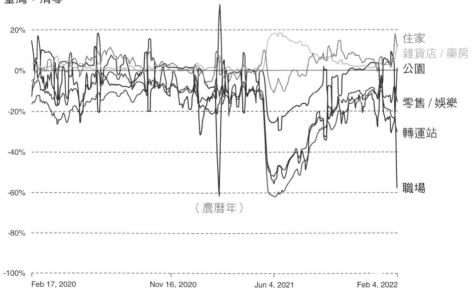

Source: Google COVID-19 Community Mobility Trends via Our World in Data (CC BY 4.0)

圖 3-3 減災與清零國家之檢驗量比較

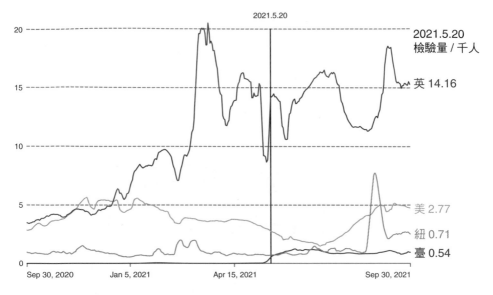

Source: Official data collated by Our World in Data (CC BY 4.0)

圖 3-4 2021 開放之路多顛簸（澳洲、美國、英國）

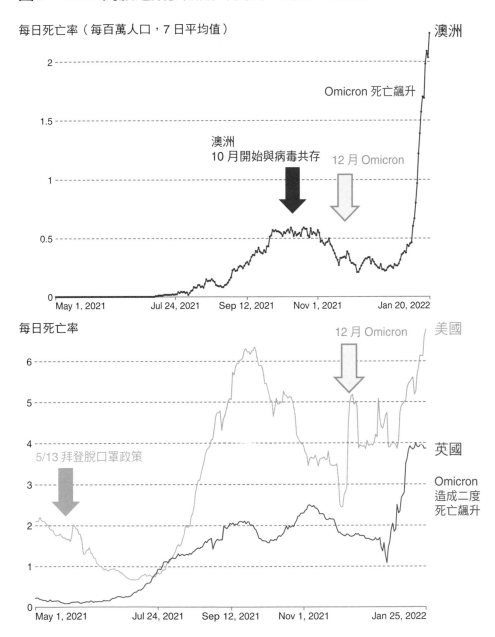

每日死亡率（每百萬人口，7 日平均值）

澳洲

Omicron 死亡飆升

澳洲
10 月開始與病毒共存

12 月 Omicron

每日死亡率

12 月 Omicron

美國

5/13 拜登脫口罩政策

英國

Omicron
造成二度
死亡飆升

Source: Johns Hopkins University CSSE COVID-19 Data via Our World in Data (CC BY 4.0)

圖 3-4 2021 開放之路多顛簸（新加坡、南韓）

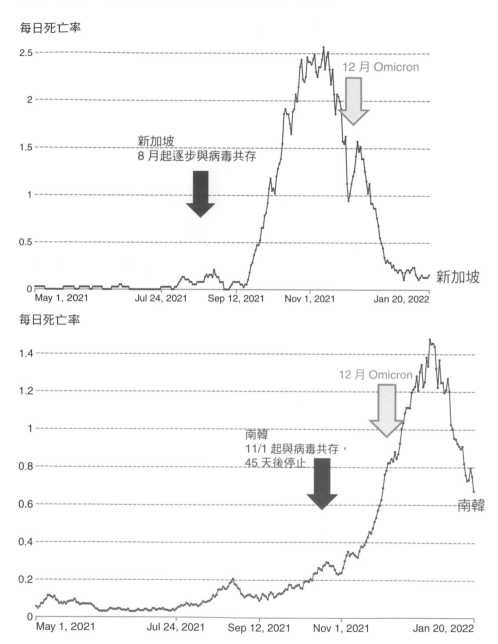

每日死亡率

2.5 ··

12 月 Omicron

2 ··

新加坡
8 月起逐步與病毒共存

1.5 ··

1 ··

0.5 ··

0

May 1, 2021　　Jul 24, 2021　　Sep 12, 2021　　Nov 1, 2021　　Jan 20, 2022　　新加坡

每日死亡率

1.4 ··

12 月 Omicron

1.2 ··

1 ··

南韓
11/1 起與病毒共存，
45 天後停止

0.8 ··

0.6 ··　南韓

0.4 ··

0.2 ··

0

May 1, 2021　　Jul 24, 2021　　Sep 12, 2021　　Nov 1, 2021　　Jan 20, 2022

Source: Johns Hopkins University CSSE COVID-19 Data via Our World in Data (CC BY 4.0)

圖 3-5 五個國家與 Omicron 遭遇之疫情曲線

每日新冠死亡率（每百萬人口，7 日平均值）

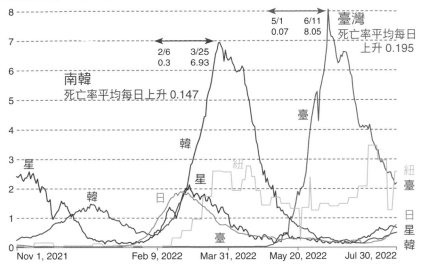

Source: Johns Hopkins University CSSE COVID-19 Data via Our World in Data (CC BY 4.0)

圖 5-1 臺灣新冠疫情每日發生率、死亡率與全球比較

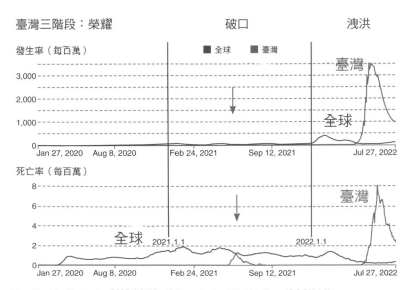

Source: Johns Hopkins University CSSE COVID-19 Data via Our World in Data (CC BY 4.0)

圖 5-2 臺灣每日病例致死率與全球及其他國家比較

2021 每日病例致死率 (7 日平均值)

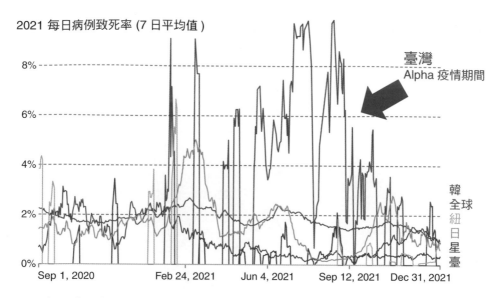

臺灣
Alpha 疫情期間

韓
全球
紐
日
星
臺

2022 每日病例致死率 (7 日平均值)

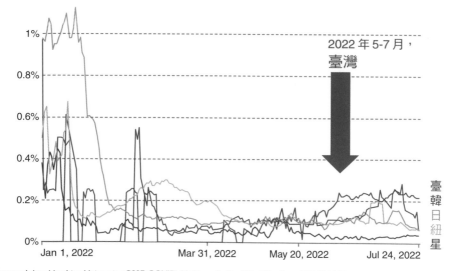

2022 年 5-7 月,
臺灣

臺
韓
日
紐
星

Source: Johns Hopkins University CSSE COVID-19 Data via Our World in Data (CC BY 4.0)

圖 6-1 臺灣檢驗量與其他國家相比

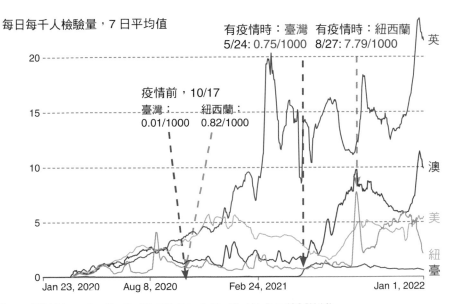

每日每千人檢驗量，7 日平均值

有疫情時：臺灣 有疫情時：紐西蘭
5/24: 0.75/1000　8/27: 7.79/1000

疫情前，10/17
臺灣：　　 紐西蘭：
0.01/1000　0.82/1000

Source: Official data collated by Our World in Data via Our World in Data (CC BY 4.0)

圖 7-1 臺灣新冠疫情累積致死率與 2021 年 5 月額外死亡衝擊

累積病例致死率

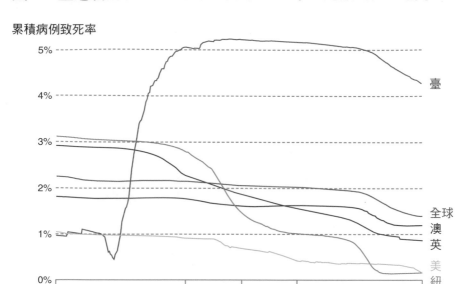

Source: Johns Hopkins University CSSE COVID-19 Data via Our World in Data (CC BY 4.0)

2021 年各月超額死亡率

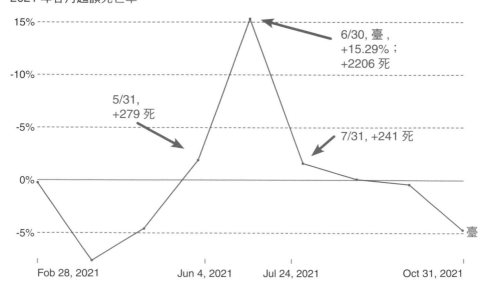

Source: Human Mortality Database (2021), World Mortality Dataset (2021) via Our World in Data (CC BY 4.0)

圖 8-1 臺灣 2022 新冠疫情與全球比較

2022 臺灣與全球每日新冠發生率（每百萬人口，7 日平均值）

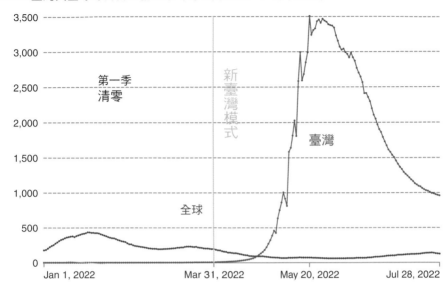

2022 臺灣與全球每日新冠死亡率（每百萬人口，7 日平均值）

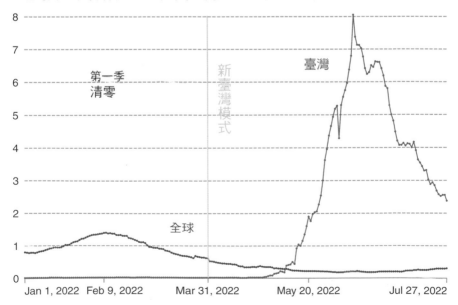

Source: Johns Hopkins University CSSE COVID-19 Data via Our World in Data (CC BY 4.0)

圖 8-2 臺灣疫情期間社區行動大數據

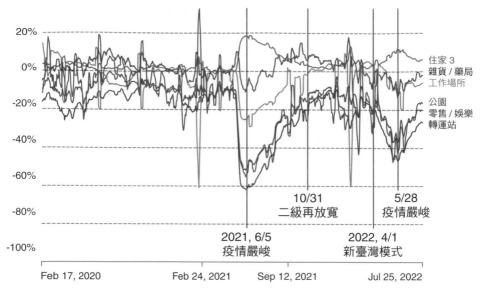

Source: Google COVID-19 Community Mobility Trends via Our World in Data (CC BY 4.0)

圖 8-3 美國疾管署抗原快篩流程

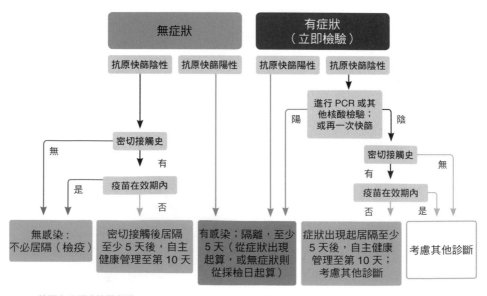

Source: 摘譯自美國疾管署官網 https://www.cdc.gov/coronavirus/2019-ncov/lab/resources/antigen-tests-guidelines.html

圖 8-4 口服抗病毒藥物每日領用情形

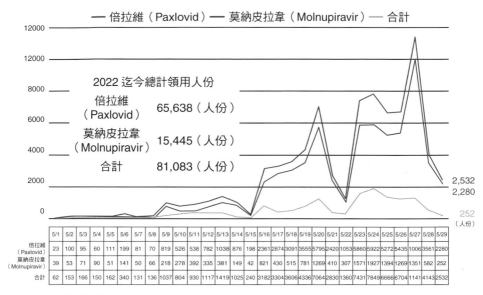

	5/1	5/2	5/3	5/4	5/5	5/6	5/7	5/8	5/9	5/10	5/11	5/12	5/13	5/14	5/15	5/16	5/17	5/18	5/19	5/20	5/21	5/22	5/23	5/24	5/25	5/26	5/27	5/28	5/29
倍拉維（Paxlovid）	23	100	95	60	111	199	81	70	819	526	538	782	1038	876	198	2361	2874	3091	3555	5795	2420	1053	5860	5922	5272	5435	1006	3561	2280
莫納皮拉韋（Molnupiravir）	39	53	71	90	51	141	50	66	218	278	392	335	381	149	42	821	430	515	781	1269	410	307	1571	1927	1394	1269	1351	582	252
合計	62	153	166	150	162	340	131	136	1037	804	930	1117	1419	1025	240	3182	3304	3606	4336	7064	2830	1360	7431	7849	6666	6704	1141	4143	2532

Source: 中央流行疫情指揮中心，2022/5/30

圖 8-5 每日公布死亡個案有高比例列入重症新案

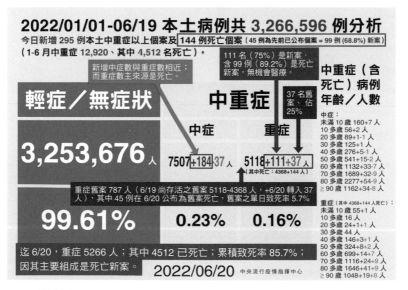

註：以中央流行疫情指揮中心 2022/6/20 圖表進行說明

圖 8-6 2022 年 6 月平均每日 Omicron 死亡數與前 15 大死因比較

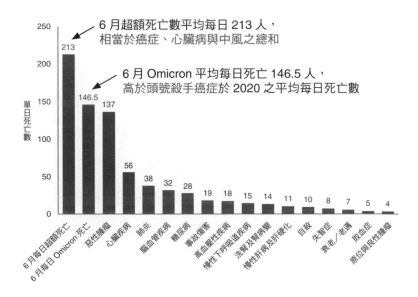

6 月超額死亡數平均每日 213 人，
相當於癌症、心臟病與中風之總和

6 月 Omicron 平均每日死亡 146.5 人，
高於頭號殺手癌症於 2020 之平均每日死亡數

註：1. 各死因單日死亡數來自民國 109 年度衛生統計；2. 2020 臺灣每日死亡 474 人

圖 8-7 新冠每日確診 / 死亡曲線與 2022 累積致死率

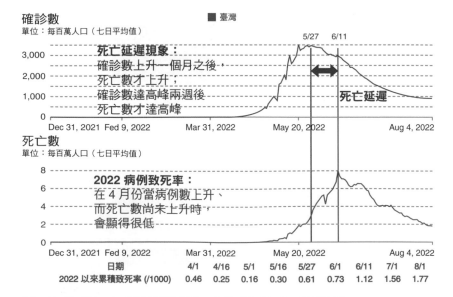

Source: Johns Hopkins University CSSE COVID-19 Data via Our World in Data (CC BY 4.0)

圖 8-8 臺灣累積病例致死率於 2021 年 5 月疫情期間之變化

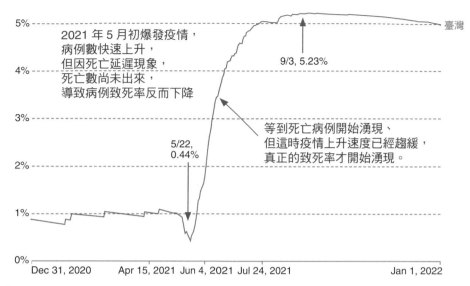

Source: Johns Hopkins University CSSE COVID-19 Data via Our World in Data (CC BY 4.0)
註：累積病例致死率係以 2020 疫情以來之總確診死亡數除以總確診數。

圖 8-9 防疫管制嚴格度分數

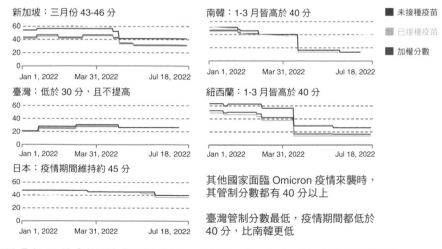

Source: Hale, T., Angrist, N., Goldszmidt, R. et al. A global panel database of pandemic policies (Oxford COVID-19 Government Response Tracker). Nat Hum Behav 5, 529–538 (2021). https://doi.org/10.1038/s41562-021-01079-8 via Our World in Data (CC BY 4.0)

圖 8-10 累積超額死亡之長期變化──臺灣防疫帳戶從盈餘變虧損

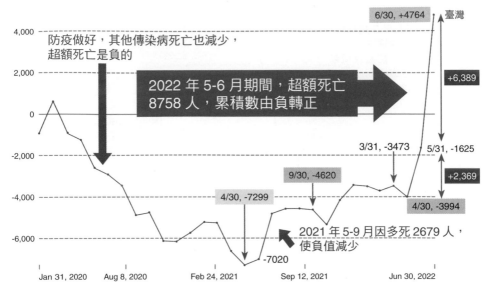

防疫做好，其他傳染病死亡也減少，超額死亡是負的

2022 年 5-6 月期間，超額死亡 8758 人，累積數由負轉正

6/30, +4764 　臺灣

+6,389

3/31, -3473　　5/31, -1625

9/30, -4620

4/30, -7299

+2,369

4/30, -3994

-7020

2021 年 5-9 月因多死 2679 人，使負值減少

Jan 31, 2020　　Aug 8, 2020　　Feb 24, 2021　　Sep 12, 2021　　Jun 30, 2022

Source: Human Mortality Database (2022), World Mortality Dataset (2022) via Our World in Data (CC BY 4.0)

圖 9-1 2022 各縣市 4 月與 7 月疫情排名變化

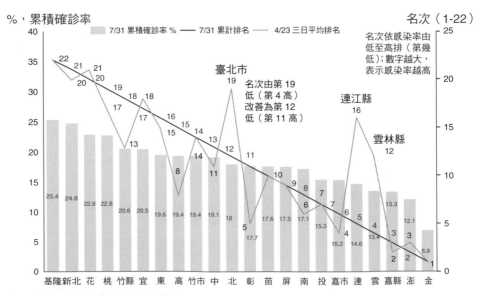

%，累積確診率

名次（1-22）

7/31 累積確診率 %　　7/31 累計排名　　4/23 三日平均排名

名次依感染率由低至高排（第幾低）；數字越大，表示感染率越高

臺北市

名次由第 19 低（第 4 高）改善為第 12 低（第 11 高）

連江縣

雲林縣

基隆 新北 花 桃 竹縣 宜 東 高 竹市 中 北 彰 苗 屏 南 投 嘉市 連 雲 嘉縣 澎 金

Source: 中央流行疫情指揮中心公布之數據

目錄

|圖表目錄|

出版者的話

爲歷史留下紀錄，爲未來接受檢驗

高希均　遠見‧天下文化事業群創辦人

　　一個時代的歷史，是由一些革命家、思想家、政治人物及追隨者與反對者，以血、淚、汗所共同塑造的。其中有國家命運的顛簸起伏，有社會結構的解體與重建，有經濟的停滯與飛騰，更有人間的悲歡與離合。

　　百年來我們中國人的歷史，正就徘徊在絕望與希望之中，毀滅與重生之中，失敗與成功之中。沒有歷史，哪有家國？只有失敗的歷史，何來家國？

　　歷史是一本舊帳。但讀史的積極動機，不是在算舊帳；而是在擷取教訓，避免悲劇的重演。

　　歷史更可以是一本希望之帳，記錄這一代中國人半世紀來在臺灣的奮鬥與成就，鼓舞下一代，以民族自尊與驕傲，在21世紀開拓一個中國人的天下！

　　以傳播進步觀念為己任的「天下文化」，自1982年以來，先後出版了實際參與改變中國命運與臺灣發展重要人士的相關著作。這些人士都是廣義的英雄，他們或有英雄的志業、或有英雄的功績、或有英雄的失落。在發表的文集、傳記、回憶錄中，這些黨國元老、軍事將領、政治人物、企業家、專家學者，以歷史的見證，細述他們的經歷軌跡與成敗得失。

　　就他們所撰述的，我們尊重；如果因此引起的爭論，我們同樣尊重。我們的態度是：以專業水準出版他們的著述，不以自己的價值判斷來評論對錯。

　　在翻騰的歷史長河中，蓋棺也已無法論定，誰也難以掌握最後的真理。我們所希望的是，每一位人物寫下他們的經歷、觀察，甚至後見之明。

　　他們的貢獻與成就，是為歷史留下紀錄；他們的挑戰，所言所行要在未來接受檢驗。

推薦序

別讓「獨裁防疫」害了疫情

楊志良 前衛生署署長

　　生命誠可貴，但不論是物種或是個體，必然是生存在某一個時空之中，可能當時天時地利，與其他物種相生，無比幸福快樂。但也可能天災不斷，與其他物種嚴重相剋，生不如死，受盡折磨。例如居住在日軍攻占南京城時，或生存在龍應台所述的大江大海時期，顛沛流離的人民。鼠疫於14世紀盛行，導致歐洲人口三分之一的死亡，生命如草芥，朝不保夕受盡折磨。就是今日，也無時無刻不在發生。

新冠疫情詭譎，公衛措施格外重要

　　遠的不談，就1990年以來，臺灣受的重大疫情就有小兒腸病毒、SARS、H1N1流行性感冒、登革熱及這次的新冠肺炎。這些疾病的病原體、控制及治療方法各有不同，但以這次新冠肺炎的控制最為詭譎。它不但是全新的RNA病原體，易於變種，人類要在極短期間開發疫苗，多屬緊急授權，此與流感1950年代已開發完成，是成熟的疫苗決然不同。

　　對於EUA疫苗，特別是mRNA疫苗，及其醫療的藥物如瑞德西韋等的看法，在醫師、免疫學者及公衛學者各專業別之

間，至今仍有很大的分歧。

這次防疫跟以往最大的不同，就是「獨裁防疫」，就如前副總統呂秀蓮所說：必招致重大失敗。以腸病毒而言，當年幼兒的死亡導致社會重大不安，李登輝總統在總統府召開全國防疫會議，行政院長蕭萬長公開向社會道歉，當時的詹啓賢署長幾乎被轟下台。但後來由他召集全國最佳的腸病毒治療團隊，訂出治療的SOP，很快將疫情控制。現在每年仍有腸病毒，但家長們已不再恐慌。

SARS發生期間，陳水扁在總統府召開全國防疫會議，召集各黨派不同學者專家會商，並接受本人建議，普遍建立簡易負壓病房，隔離病人，也是有效控制疫情的原因之一。

2009年至2010年發生登革熱，本人及環保署長沈世宏一同前往南部四縣市拜訪縣市長，再由縣市長率領村里長帶頭，「侵門踏戶」至家戶內噴灑藥劑，消滅蚊蟲孳生源。臺灣人口為新加坡的4倍，結果當年登革病例數少於新加坡。

學者專家建議，為何當局都當耳邊風？

然而此次新冠肺炎疫情如此重大，總統竟未召開全國防疫會議，所有各界的建議不論是否值得考量，總揮官一律拒絕。例如臺大公衛與彰化衛生局所舉辦的抗體調查，居然要加以懲處。高端疫苗只到二期，就由蔡總統宣布使用，浪費民脂民膏。疫苗採購一再拖延，由民間三大團體捐贈1,500萬劑也一再刁難，非得由郭台銘前往總統府懇求蔡總統恩准，民眾才

有大量疫苗接種。快篩劑的購買更是笑話，根本就是腐敗、失職。

學者專家，包括前綠營的疾管署長蘇益仁的建議都當耳邊風。專家及地方政府衛生局第一時間就建議快篩陽性即是確診，以避免大量人潮湧入醫院進行PCR占用醫院的量能，陳時中卻一口拒絕，一再拖延。全球疫情尚未結束，蔡政府及陳時中居然大言不慚，宣稱防疫世界第一，還投書國際，成為世界第一的笑話。到了2022年6月，由彭博社公布的全球防疫韌性，結果卻是全球倒數。

獨裁防疫造成大量的人命及健康的損失，民生經濟的損失更無法計算。

面對如此重大的疫情，蔡英文不如陳水扁，從未召開全國防疫會議，嚴重失職的食藥署署長及衛福部長則仍然位居高位，不然就是棄職去選臺北市長。

這次的疫情及防疫措施已成為臺灣防疫史上的最大失敗，這個政府在防疫上必為全民所唾棄。

作者邱教授有SARS防疫經驗，此次新冠疫情期間受邀參與許多國際防疫工作，對政府更是多所諍言，由她來分析，為歷史留下紀錄，善盡言責，再適當不過，我給予大力推薦！

推薦序

言所當言，毫不退縮

趙少康　中國廣播公司董事長

截至 2022 年 9 月初，臺灣官方確診新冠肺炎大約近 550 萬人，黑數起碼有一倍，死亡約 10,000 名，兩年多以來，超額死亡推估至少有 16,000 人，如果政府一開始就做好應該做的事情，死亡及確診人數應該大幅下降，這些冤死的人跟他們的家人要向誰去討公道？

為了政治，置人民生死於不顧？

臺灣四面環海，疫情期間只有一個主要國境出入口，就是桃園國際機場，只要把機場守好，就能阻隔病毒於境外，舉全國之力，用盡各種辦法，守好一個機場，有那麼困難嗎？況且因為兩岸關係不睦，大陸剛發現疫情，臺灣立刻限制、封鎖大陸的旅客及往來交通，理論上臺灣防疫應該是滴水不漏才對。

加上臺灣人民那麼自律自愛，主動戴口罩、勤洗手、保持距離、人多處不去……，甚至把寶貴的「自由」權力讓渡給防疫指揮中心，讓指揮中心可以對人民及店家予取予求，訂定許多不合邏輯、沒有防疫效果的規定，徒然影響臺灣的經濟及人民生活的便利。

就在對民間管控如此嚴厲之際，突然發生桃園諾富特旅館群聚感染事件，大家才知道什麼叫做「只管百姓點燈，不管州官放火」，到現在「3+11」的破口，這麼大的紕漏，都沒有人需要負責。

政府口口聲聲說他們先期部署做得多好，但細究起來，有哪件事是先期部署的？根本連一件都沒有！陳時中還好意思大言不慚的在國會殿堂上吹牛：「世界怎麼跟得上臺灣？」後面應該加上「吹牛」兩字。

大家難道忘了，最早在人們最需要口罩的時候缺口罩，必須在藥房前排隊等候；後來在人們最需要疫苗的時候缺疫苗，要勞動外國及民間捐獻，政府還百般阻撓民間採購疫苗的行動，一方面是要護航高端，讓高端賺得盆滿缽滿，另一方面則是怕民間的高效率凸顯政府的無能無效率。為了阻擋民間疫苗進口，連「德國製造的BNT」都被政府說成是「中國大陸做的」——這樣的謊話都敢說。什麼樣的政府、什麼樣的官員，為了政治會置人民生死於不顧？

篩檢也是一樣，政府把權力抓在手裡，一點不肯放給民間，PCR又貴又慢，篩檢站又少，沒有效率到極點，不知讓多少人不能及時知道自己染疫而受害或傳染別人。後來由於申請保險理賠及各種原因需要，醫院被搶做PCR的民眾塞爆，政府才突然宣布：「快篩陽性視同確診」，一時間快篩劑又不夠了，民間搶成一團，連劣品、贗品都到處充斥，有關係者大發國難財。

防疫前段班怎會淪為後段班？

要口罩沒口罩、要疫苗沒疫苗、要快篩沒快篩，確診病房從一人一室改成兩人一室甚至四人一室，防疫旅館管理也是漏洞百出，處處都是落後部署。連藥物也是，日、美等國都是以百萬、千萬劑在買，我們開始卻是只買一萬劑，後來雖加購，卻又不捨得用，直到確診者死亡率飆高，才不得不提高分發率，真不知道他們在小器什麼！

外國是先苦後甜，我們是先甜後苦，笑了別國半天，突然之間，臺灣急轉彎，因為Omicron實在控制不住了，清零政策變成與病毒共存，確診數急速飆升，指揮中心雙手一攤，放話給社會打預防針：最多一天會有20萬人確診。結果民眾自我防疫，一天才沒有超過10萬人確診。

政府把防疫當成搞政治，把指揮中心當成選舉舞臺，防疫節奏完全配合選舉時程推進，最高潮就是陳時中被民進黨徵召競選臺北市長，還把指揮中心離別記者會當造勢場合。

臺灣好好的防疫前段班在這批人的操控下變成後段班，疫苗、PCR、快篩、防疫器材、藥品，不知道中間有人賺了多少國難財，難怪坊間傳言，不知多少人的鉅額選舉經費都準備好了，聞之令人不勝唏噓。

邱淑媞教授是陽明醫學院醫學士，臺大公衛碩士，臺大流行病學博士，擔任過宜蘭縣衛生局長、臺北市衛生局局長、衛生署國民健康局局長及衛福部國民健康署署長，她的學識淵博，實務經驗豐富，對公共衛生及維護國民健康充滿使命感，

見到政府政策錯誤造成民眾確診、死亡，感同身受，勇敢挺身而出仗義執言，參加TVBS「少康戰情室」時的慷慨陳辭，直指核心，讓我非常感動。

　　邱淑媞教授受天下文化之邀，寫了這本《臺灣新冠疫情的衝擊與反思》，囑我寫序，我義不容辭，把這段時間的感想寫了下來，呼應邱淑媞教授的觀察。本書將全球各主要國家／地區的防疫政策與實施結果及數字，與臺灣的情況對照比較，資料豐富，論理清晰，醫生、醫學生、公共衛生學者及從業人員、政府官員、民意代表、公共政策制定者及一般讀者看完後，必定都能夠從書中獲益很多。

各界推薦

　　傳染病防治，不僅是個人的行為選擇，更是公共治理的議題。然而，Charles E. Lindblom卻對公共政策在知識與民意之間的擺盪，發出無奈的嘆息。我們要靠科學知識解決問題，但是知識卻難足夠；我們要虛心接受民意，但是民意卻如此多元。毫無疑問，這也是新冠疫情防治，所面臨的難題與困境。

　　防治新冠疫情，不能同島不同命，因為追求全民健康是公共衛生的終極目標！但是慈悲必須與智慧同行，才能解決難題與困境，而謙卑與學習，則是智慧的開端。臺灣在新冠疫情初期，表現可圈可點，那是因為我們有2003年的抗煞經驗，而現在我們又能從兩年多來的新冠疫情防治學到什麼教訓呢？

　　邱淑媞教授一向關心健康不平等及社會決定因素，從公共治理的觀點，盡力收集科學數據，寫出一篇篇對疫情防治的觀察與評論，可說難能可貴，也值得肯定。但一己之力畢竟有限，我們衷心期待政府能釋出更多數據與資料，方便也歡迎更多的學者專家參與分析與討論，庶幾有利於未來疫情防治政策之制定。

—— 江東亮
臺大公共衛生學院教授

談話型節目的來賓中，有一種人氣王，自帶流量，吸引大批粉絲追隨。

疫情期間，淑媞署長就是那個人氣王，她敢說敢言，扎實有料，最新理論數據信手捻來，很讓觀眾們心服口服。在我每晚的「中天辣晚報」直播中，只要聽到是邱署長來上課，網友就自動「板凳搬好，搶占海景第一排」。

身為各方邀約的搶手來賓，邱署長私下親切和氣，對節目各種要求，總是耐心配合，常常無酬當我們的救火隊。曾有一次緊急狀況，她當時開車在路上，還特別停靠到路邊開直播回答，這樣的情義和責任感幾人能夠？讓製作團隊感動得都快哭了。

在臺灣最恐慌的那陣子，團隊幾乎天天「騷擾」，好幾次署長難掩疲憊：「能不能讓我休幾天？」但是，經不住哀求的眼神，每天時間一到，她還是準時出現在攝影棚。在節目中聽不過癮的辣粉，早已多次呼喚署長出書。這本新作，大家引頸期盼多時，我也要藉這個機會，代表團隊表達對署長的最深感謝。

—— 盧秀芳

「中天辣晚報」主持人

在這場全球新冠大流行的最初幾個月，國際公共衛生界將臺灣視爲一個值得仿效的國家。如同亞太地區的某些國家，臺灣透過推行清零政策，成功保護其人民免於病毒的蹂躪摧殘。可悲的是，另一些國家未能採取有效行動，而其後果，非常顯而易見的，是生命的損失與經濟的傷害。

然而，正如我們現在知道的，臺灣並未充分利用此一優勢，（在疫情開始擴散之際）由於低疫苗接種率，尤其是高齡者，且對檢驗量能的投資不足。接著，大出各界意料之外的是，它放棄了有效的方法，容許傳染性更強的變種得以大肆傳播。在臺灣，就如同所有國家一樣，主要的原因就在於政治領域的因素。

在這段時間裡，邱淑媞與來自世界各地的專家，共同致力於推廣疫情帶來的教訓，她一直被公認爲廣受尊敬且權威的臺灣事務的評論家。她的新書對於記錄過去這幾年的事件，將是寶貴的貢獻，能將臺灣的防疫經驗帶給更多讀者。

In the first months of the pandemic, Taiwan was looked to by the international public health community as a country to emulate. Along with some other countries in the Asia Pacific region, it managed to protect its population from the ravages of the virus by pursuing a policy of elimination. Sadly, other countries failed to act and the consequences, in loss of life and economic damage, are clear.

Yet as we now know, it failed to take full advantage of this situation, with low uptake of vaccination, especially among older people, and inadequate investment in testing capacity. Then, to widespread surprise, it abandoned this successful approach allowing what was then a more contagious variant to spread. In Taiwan, as in all countries, the explanations lie substantially in the political realm.

Throughout this time, Shu-Ti Chou has been recognised as a respected and authoritative commentator on what has been happening in Taiwan, working with colleagues across the world to promote the learning of lessons. Her new book will be an invaluable contribution to the record of the events of the past few years, bringing her country's experience to a wider audience.

——馬丁・麥基 Martin McKee
倫敦衛生與熱帶醫學學院歐洲公衛學教授、英國醫學會理事長
世衛組織歐洲衛生體系與政策瞭望研究主任、歐洲公共衛生學會前理事長

　　新冠大流行將許多公共衛生科學家置於一個介乎科學與政治之間的決策核心，誠如有些人的解讀，這對確保各國的安全與拯救數以百萬計的生命，是不可或缺的重要貢獻。

　　在義大利，我必須做這件事，它是繼中國之後第一個遭受新冠疫情打擊的西方國家。幸運的是，我是和一位從未放棄保護人民健康高於一切的衛生部長一起努力。然而，我們也並非總是能依據科學證據來強行做出選擇。有時，政府考量其他利益，無法做到我們的要求，而且在義大利，與歐洲其他地區一樣，對抗大流行的措施被逐步減弱，引發了一波強大的夏季大流行。迄今，我們內心仍為那些決定所導致的數以千計的生命損失，感到憤怒，特別是對於許多政治人物的短視；他們的決定僅著眼於立即的表面利益，卻沒有考慮到疫情長期後果所帶來的長遠而巨大的成本。

　　這就是為什麼我理解、樂於分享邱淑媞的話語，這位廣受尊敬、讚賞的公共衛生領導人之一，為她摯愛的臺灣在此全球大流行的防疫治理留下記錄。我們大家都看到並欽佩臺灣在大流行初期所採取的及時且精準的措施，然而，卻令人費解或者也應是太容易理解的是，它放棄了所有預防措施，攀上流行曲線高峰，並付出了巨大傷亡的代價。

　　我希望藉由這本書，能清楚地闡明：如果不依賴公共衛生科學，絕無可能擊敗像病毒一樣陰險狡猾而可怕的對手，因為只有公共衛生科學才有能力擷取可靠的資訊，將其用以服務決策者，以確保全民獲得健康、經濟和福祉的最佳平衡。

The COVID-19 pandemic has placed many of us Public Health scientists at the center of decision making in an interface between science and politics that some have interpreted as an essential contribution to securing our countries and saving millions of lives.

I had to do it in Italy, the first Western country hit by the SARS-Co-V2 epidemic after China and, fortunately, alongside a Minister of Health who has never given up on protecting the health of the population above all else.

However, we too have not always managed to impose choices based on scientific evidence. Sometimes the Government has not met our requests favoring other interests and also in Italy, as in the rest of Europe, measures to combat the pandemic have been progressively reduced, giving rise to a powerful summer pandemic wave. In us there remains the anger for the thousands of lives that have been lost for these decisions and, above all, for the myopia of many politicians who decide by looking only at the apparent immediate benefits without taking into account the enormous future costs in terms of consequence of the illness of long duration.

This is why I understand and share the words that Shu-Ti Chiou, one of the best known, esteemed and appreciated leaders of Public Health in the world, reserves for the management of the pandemic in her Taiwan, a country to which we had all looked with admiration in the initial phase of the pandemic for the timeliness and incisiveness of the measures taken and which has instead, incomprehensibly, or perhaps too understandably, abandoned all precautions, moving up the epidemic curve and paying a very high price in terms of cases and deaths.

The hope is that this book will make it clear once and for all that there is no possibility of defeating an adversary as insidious as viruses without relying on the science of Public Health, the only one capable of acquiring reliable information and putting it at the service of decision makers for ensure the best balance between health, economy and well-being of the population.

—— 華特・里西亞爾迪 Walter Ricciardi
世界公衛聯盟前任理事長、義大利國家衛生研究院前院長
世界衛生組織歐洲區署泛歐健康與永續發展委員會委員

本書是了解臺灣和世界新冠大流行應變措施的必讀之書。（對於防疫）要做出有效的反應並不容易，但防疫成功所帶來的好處，對每個人自身與其家人的健康，以及企業的經濟福祉，都很重要。

臺灣在新冠大流行的防疫表現很出色，防止了早期爆發，以及當 2021 年春季爆發疫情時，它能恢復清零。截至當時為止，臺灣有極低的新冠死亡率和最小的經濟衝擊，就跟其他實現清零的國家的分析一致。這種顯著降低的健康衝擊，不僅在急性疾病上面，也包括長新冠症狀和失能。

我和許多其他人都曾期望臺灣能沿續之前的成功軌跡，在新型變種興起之際，可以持續精進其應變能力。不幸的是，冀望於更簡單的解決方案，包括完全依賴疫苗來抗疫，已證明是無法成功的。雖然在一定程度上，疫苗降低了重症的發生，但它們並不能預防感染及其帶來的後果，包括其急性期疾病、長期的身體器官損傷、失能和大規模的經濟傷害。

世界各地有許多人正為新冠所帶來的後果所苦。現在，仍有機會重新考慮此一決定並採取行動恢復清零。採用科技創新與局部社交距離快速反應措施，可強化實現清零之能力。科技創新包括：快速而廉價的檢驗（例如 LAMP 檢驗）、較高品質的口罩（N95、高效過濾防護面具或動力式空氣濾淨呼吸防護裝備〔Powered air purifying respirators, PAPR〕）、通風和 HEPA（高效濾網）空氣淨化。即便無法達成消零，限制疫情傳播的規模以盡量縮小其衝擊，也能帶來最佳結果。直到2022年3月為止，臺灣在過去2年一直把這個戰略做得很好。

與病毒共存是極其昂貴的教訓，迄今沒有任何國家能輕易承擔得起。希望透過這本書對過去的回顧，臺灣能看到未來如何更妥善地對付這一場尚未結束的疫情，或在面對下一場大規模疫情時，能處理得更好。

This book is a must read for understanding pandemic response in Taiwan and the world. Effective response is difficult but the benefits of success are important for each person, for their and their family's health, and for corporate economic well- being.

Taiwan was exceptional in its COVID-19 pandemic response, preventing early outbreaks and when an outbreak happened in the spring of 2021 it was able to restore elimination. The extremely low death rate and the minimal economic impacts in Taiwan until that time are consistent with analyses of other countries that achieved elimination. The dramatically lower health impacts included both the acute disease and the long Covid symptoms and disability. l and many others were expecting that Taiwan would continue on this successful trajectory improving their response to new variants as they arose. Unfortunately, hoped for easier solutions, including sole reliance on vaccines, have not been successful. While vaccines reduce somewhat disease severity, they don't prevent infection and its consequences in disease, long term physiological organ damage, disability and large scale economic harms.

There is still time to reconsider the decision and take action to restore elimination as many across the world are suffering the consequences of this disease. The ability to achieve elimination can be strengthened by adopting technological innovations in rapid and inexpensive testing (e.g. LAMP testing), higher quality masks (N95, elastomeric respirators, or PAPRs), ventilation and HEPA air purification, and rapid response localized social distancing. Even if elimination can't be achieved, restricting the size of the spread to minimize its impact leads to the best outcomes. Taiwan has practiced this strategy very well in the last 2 years until just recently in March 2022.

Living with the virus is such an expensive lesson that no country can easily afford it. Hopefully, with this book reviewing the past, Taiwan will see how this pandemic, or the next one, can be better handled in the future.

—— 亞尼爾・巴爾楊 Yaneer Bar-Yam
世界衛生網絡共同創辦人、全球終止新冠行動創辦人
新英格蘭複雜系統研究院創始院長

自序

那些年，我們共同經歷的新冠疫情

　　當全球科技競爭進入人工智慧、無人車、無人機、精準智慧醫療的時代，誰會想到，一場瘟疫，瞬間改變了一切。

　　1%到2%，這個數字，到底是高、還是低？這是新冠在第一年最開始所看到的致死率數據，考倒多少決策者的智慧。兩年多下來，它的感染數不僅超過1918流感，超額死亡數也直逼第一次世界大戰死亡數！在臺灣，感染死亡與其他超額死亡合計也已超過5.5個九二一地震規模。

　　猶如打開潘朵拉的盒子，新冠的多變、狡猾、一環接一環的傷害，簡直沒完沒了，旅遊、經商、上班、上課、留學、聚會……，都面臨難以預測的中斷與失序。而在瘟疫衝擊下，身處不同社會階級者，命運有相當大的落差。

　　全球化往來日益密切，不久後一定會有下一個全球性瘟疫。如果重來一次，我們是否已經準備好了如何取捨因應？是要歷史重演，或能記取教訓？

從榮耀、破口到洩洪的轉折與反思

　　從本書的第一章，讀者或許就能很驚訝的發現，原來人類

共同進行了三年的「類實驗」，彼此做對方的對照組，有些國家（像挪威、臺灣）還前後自我對照。然後，答案是怎樣呢？不比不知道，比了嚇一跳。

雖然在同一個瘟疫下，但一個地球卻呈現出兩個不同世界的曲線。採取佛系（醫療模式）或魔系（公衛模式）路線，做法上有何異同，哪一條路線較輕鬆、成本較低？經濟表現何者較好？何者人民自由度高、較無社會失序、新冠後遺症較少？

以實際數據比較，並引用重要期刊與世界衛生組織（World Health Organization，以下簡稱世衛組織或WHO）獨立調查委員會之報告相對照：滿嘴喊顧經濟的，是否有達到當初的期望，或證實只是春夢一場？

而隨著病毒變異與防疫工具進展，魔系國家的開放歷程，又提供我們什麼領悟與警惕？

雖然大家最關心的是臺灣，但若沒有宏觀、客觀的科學基礎，恐落入立場或意識形態的對立，平添口水，難辨是非，對社會無益。因此我耐心從全球分析開始，然後對照SARS歷程，再進而檢視當前的臺灣。

面對臺灣的疫情，我依事實整理並分析2020、2021、2022之防疫作為、成果，給予評價。其中，有許多國人共同走過的記憶。就防疫較重要的事項，加以整理歸納，讓未來的人，面對同樣事項要做抉擇時，了解不同做法的利弊，避免一直重蹈覆轍。

2020是充滿榮耀的一年，但已嗅到濫權與意識形態飄然起舞；2021發生3+11破口，在雙北與全民力挽狂瀾下終於順利

清零；2022第一季面對Omicron，驚險中仍於3月再現本土加零。臺灣被國際視為防疫模範生。

然，府院在4月初驟然宣布進入「防疫、經濟並行」的「新臺灣模式」，正常生活，減災而不再清零。指揮官初始對於疫情規模一再估錯，其後又稱目標是15%-20%感染，屆時實質與病毒共存，到處是病毒，就不須禁止餐廳內用，病毒已感冒化。

結果疫情失速上升，民眾赫然發現，政府防疫三寶都還沒準備好！新冠累積死亡數很快便超車比臺灣更早開放的日本、新加坡、紐西蘭，而且，重症患者死亡率竟高達86%，快速死情況比2021嚴重，致死率也高過星紐日韓。最後因國中大會考壓力，讓大多數縣市主動決定考後全面停課二週，而疫情也隨之降溫反轉。惟，此前一番混亂，已使百業再受重創，紓困計畫宣布延長一年。

本書質疑，臺灣的Omicron擴散比別人慢了至少三個月時間，為何還是沒有準備？

沒準備，而疫情失控了，為何不減災？

如果事先訂出警示標準，該剎車就剎車（例如降低餐廳內用人數），或，稍再忍耐3-4個月，將長者三劑接種率拉高至九成、嬰幼兒全面開打疫苗，並為全民備妥免費快篩試劑，在7、8月暑假停課期間開放，兩者應都能大幅降低死傷。不能等、也不肯剎車、急著達成實質共存的理由是什麼？

對於瘟疫下的亂象，例如檢驗之亂、疫苗之亂、醫療之亂、火化之亂、全民自主應變等，本書皆提供歷史紀錄與分

析；最後並檢視，三年下來，各面向之問題，是否持續改善，或依然故我，甚至惡化？

而疫情陡升時，國師（編按：本書的國師是指前副總統陳建仁）對於快篩陽性能否等同確診、以及致死率很低不用恐慌等，與地方見解不同，引發到底誰不懂流行病學的互槓，我嘗試用流行病學數據，一一詳盡解釋。

由於健康與政治、經濟、環境、社會是禍福相倚，與病毒共存，將產生什麼樣的瘟疫叢聚流行現象，以及如何超前部署跨面向的疫後重建、彌平社會傷痕，也提出整理與建議。

本書探討新冠疫情與防疫政策對人群及社會產生之衝擊，難免涉及決策相關主事者，但，書的本意，並非針對任何個人。官員或政客，都是一時的。值得深入探索的，是蒼生的生死與社會的永續發展—政策是否辜負了人民，或者，再更深入的想，政治人物有沒有辜負民主、是否在危機下扮演了他們該扮演的角色，當他們做決定時，到底為誰在著想、是什麼在左右著他們的決策，而人民又付出什麼代價？

民主的真諦，在容納不同聲音。本書用科學與事實，對政策進行檢驗、發出客觀批判，期待防疫更好。

做地球村的公衛人

我在年輕時就脫下白袍，立志終身做個公衛人。身為事務官，卻在2014被徵召參選縣市長，在2016新政府上任後被調離行政職務，於2017提前退休。然未改其志，持續參與全球

衛生事務。

在新冠疫情期間，我參與三個面向的國際事務：國際醫療體系改革、全球防疫倡議、韌性永續城鄉發展。

在醫療體系改革方面，2020應國際醫院聯盟（為世界衛生組織在醫院事務之官方合作夥伴）之邀，擔任其後新冠醫療改革委員會委員，並主持當年度世界醫院大會該議題之論壇；另亦持續擔任國際高齡友善健康照護委員會主席、應邀出席醫療科技創新相關之國際演講。

在全球防疫倡議方面，參與全球零新冠行動倡議，擔任世界衛生網絡之國際專家、共同撰寫全球聲明發表於《刺胳針》（*The Lancet*）期刊，出席反對英國自由日緊急國際記者會呼籲勿雨天收傘，以及擔任2021年第五屆「亞洲地方議員論壇」主旨演講人，談「後疫情時代的超前部署議題與策略」等。

在韌性永續城鄉發展方面，擔任聯合國全民兼容城市諮詢專家、2020聯合國永續發展高階政治論壇周邊會議「全球疫情下的平等與可近性：建立後新冠之全民城市」之與談人、2022世界城市論壇老人圓桌論壇與談人；另，參與「人類－地球－健康立場宣言：支持世界衛生組織在地球健康與福祉之政策發展」之共同撰寫，提交予世界衛生組織。在卸任國際健康促進暨教育聯盟（為世界衛生組織在健康促進事務之官方合作夥伴）全球副理事長職務之後，當選連任其全球執委，並持續擔任其官方學術期刊之副主編，期能做地球村的公衛人，為健康與永續發展尋找互利共贏之路。

誌謝與展望

　　本書的撰寫付梓，首先要感謝高希均發行人的力邀。他希望為這段臺灣與全球人類共同經歷的歷史，出版相關的專業著述。醫療方面的已經出版了，但政策方面還沒有。

　　這是何其重要的任務！而年初我曾應《臺灣醫療法律雜誌》之邀，撰寫特稿〈從嚴重特殊傳染性肺炎（COVID-19）防疫看治理與健康〉，發表於其2022年第3卷第1期，當時是針對2020與2021進行回顧與分析，已有基礎，因此慨然允諾，全力以赴！

　　感謝楊志良署長為本書撰序推薦，他擔任衛生署署長時，找我擔任國民健康局局長，讓我有機會獲得衛生政策的完整歷練。他的悲天憫人、不平則鳴，令人感佩！

　　感謝在媒體生態嚴重傾斜的惡劣環境下，仍有少數有良心、下功夫梳理真相的資深媒體前輩，讓民眾還能看見世界、看懂臺灣，例如趙少康先生、陳文茜女士、以及現在只能在Youtube看到的盧秀芳女士。謝謝你們大無畏的堅持。

　　謝謝馬英九前總統、毛治國前院長、孫震前校長的推薦，您們做人做事的仁心睿智，是後輩學習的榜樣！

　　也謝謝亦師亦友的江東亮教授，啟發我研究健康不平等，從社會決定因子一路溯源到政治與商業如何影響社會發展與蒼生命運，為現代瘟疫與百病從上游治起。

　　在全球疫情風雨飄搖之中，有幾位國際敬重的大師，親上火線，大力向決策人士倡議以科學為基礎、以蒼生為優先的防

疫。其中，馬丁・麥基教授以及華特・里西亞爾迪教授和我因長期學術上的合作，一直是相知相敬的好友；此次疫情，我們都受邀參與了亞尼爾・巴爾楊教授所創立的世界衛生網絡新冠防疫倡議行動。他們三位都從對國際防疫的比較分析，爲本書撰文推薦。

馬丁・麥基教授是倫敦衛生與熱帶醫學學院的歐洲公共衛生學教授與醫療長、世界衛生組織歐洲衛生體系與政策瞭望之研究主任，並擔任世界衛生組織歐洲區署泛歐（後新冠）健康與永續發展委員會之委員兼學術顧問委員會主席，是全球新冠防疫政策比較分析之巨擘。他同時也是英國醫學會理事長、歐洲公共衛生學會前理事長；兼具醫師與公共衛生背景，與臺灣有長期的互動，過去二十年經常到訪臺灣。

華特・里西亞爾迪教授在新冠疫情發生時，正擔任世界公共衛生聯盟理事長，也是義大利新冠疫情之衛生部長科學顧問。他是世界衛生組織歐洲區署泛歐（後新冠）健康與永續發展委員會學術顧問委員會之委員，也是歐盟癌症使命委員會主席，並曾任義大利國家衛生研究院院長。

亞尼爾・巴爾楊教授是世界衛生網絡共同創辦人及全球終止新冠行動創辦人。他是全球大流行防治專家，長期提供聯合國、世界衛生組織、美國疾管署顧問諮詢建議；也是新英格蘭複雜系統研究院創始院長。

瘟疫雖然無情，政治雖然險惡，但，科學、愛與合作，能爲我們點亮未來的光。

─────── 前言 ───────

當疫情來襲

COVID-19按下了全球暫停鍵

　　突如其來的新冠疫情，不僅是近代，可能也是人類自有歷史以來，第一次，如此體會到生命共同體的經驗，不由得你要或不要，在工作、學習與生活，全面受到影響。史無前例，但不會是最後一個。惟有沉澱、檢視與省思，才不會浪費這段顛簸路。

世紀瘟疫衝擊深遠，盼從客觀數據記取教訓

　　本書梳理從全球到在地的經驗，用客觀事實在不同時空下反覆驗證，希望從中找到對臺灣、各國、現在與未來受用的啟示，用科學說話，不浪費一場人類空前的共同浩劫。我探討以下幾個問題，用數據與事件找答案：

　1. 這場超過兩年的全球磨難，是毫無機會避免的嗎？

2. 在不同國家、不同階段，它所產生的災難程度是一樣的
嗎？醫藥愈發達的國家，是否死傷愈少？隨時間過去，
是否死傷逐年減少？如果不是，為什麼？

3. 當了兩年模範生的臺灣，開放時間點堪稱全球最晚之
一，照理說，死傷應該會是最少的吧？如果不是，為什
麼？有什麼近因與遠因？

4. 經由接近三年的國內外防疫觀察，面對隨時可能出現的
下一個新興傳染病—如何做更好準備？

自 2019 年 12 月 31 日世界衛生組織接獲正式通報起，
COVID-19（臺灣公告為「嚴重特殊傳染性肺炎」，以下亦簡
稱「新冠肺炎」或「新冠」）疫情迅速席捲全世界，迄 2022 年
7 月，已逾兩年，堪稱世紀瘟疫，在高度全球化、各地彼此有
形無形皆密切相互依存的 21 世紀，人類共同體驗了始料未及
的風暴，於不同領域皆造成廣泛而深遠的衝擊。

截至 2022 年 7 月 24 日，新冠肺炎在全球已造成 5.7 億例確
診、其中 638 萬人死亡。很多人不知道的是，新冠感染數，已
超過人人聞之色變的 1918 年西班牙流感，而某些國家的新冠
死亡數，以美國為例，已超過 103 萬人，已高於西班牙流感的
紀錄（67.5 萬人）。而這還不包括確診黑數和醫療排擠等所造
成的死亡。據 WHO 估算，疫情期間全球各類死因合計之超額
死亡，在 2021 年底就已累積達 1,491 萬人，是同期新冠通報死
亡人數（542 萬）的近 3 倍（2.75 倍），也就是，真正的死亡衝
擊，是官方新冠死亡數的近三倍之多，逼近第一次世界大戰死

亡數！

在臺灣，迄2022年7月24日止，官方公布之確診數達4,430,583例，其中8,596人死亡，相當於3.6個九二一震災；加上2021年5-9月以及2022年5-6月期間扣除新冠的超額死亡4,702人，合計超過5.5個九二一了！

除了生命損失與醫療體系創傷，新冠疫情造成的衝擊是全面性的，而且，這些衝擊往往不會隨著疫情過去而結束，相反的，其影響可能達10年、甚至到下一代。例如：依WHO全球大流行整備與應變獨立調查委員會之回顧，全球經濟損失是二次大戰以來最深，疫情最嚴重時曾達90%學童無法上學，性別暴力求助需求成長五倍，一億多人被推入極端貧窮，全球永續發展進度受到延宕。長新冠（Long COVID，新冠之長期後遺症）已造成受疫情侵襲較嚴重的領域，例如醫療體系、航空業、金融業等，出現缺工問題，影響其正常運轉，甚且將衝擊、拖延社會與經濟之振興。

新冠疫情也暴露並加深了社會原本存在的缺陷及結構面問題，加重社會不平等、對立及不信任。因此，在思考防疫對策、如果重來一次該如何時，並不僅只是個人面對生死的取捨哲學而已，而是一整個社會的嚴肅取捨與正義。

人類常常必須面對困難抉擇，而不同疫情階段，防疫工具已有所不同，情境也在改變。有時，好的抉擇未必是做得到的抉擇，但，了解不同選擇的代價，有助於降低不得已抉擇所帶來的衝擊，並為社會復原做更妥適的規劃。

第1章

國內外新冠疫情三年綜覽

群體免疫在哪裡？

綜觀國內外疫情演進，大致分為三個階段：2020是新冠入侵年，2021是變異年，2022是Omicron年。

2020年尚無疫苗，在病毒入侵之際，有些國家選擇阻擋並盡力清除社區傳播（魔系路線）、有些接受共存但力圖減災（佛系路線），少數選擇順其自然（超佛系）。

2021年變異株接連出現，毒性與傳染力雙重增加，大多數國家已開始接種疫苗，檢驗的使用也趨於更廣、更頻繁。魔系路線的國家，對清零的操作更成熟而靈活，但隨著疫苗接種率提升、Delta之後變異株更難防堵，以及高度仰賴國際觀光貿易難以繼續閉關，下半年陸續有國家離開魔系路線。

2022年Omicron已經是疫情主流，抗病毒藥物已上市，大多數已開發國家民眾獲完整乃至追加劑的疫苗接種，幼兒疫苗在年中獲核准上市，共存國家之許多民眾已有雙重免疫（疫苗及感染），航空旅客漸回溫，惟通膨、長新冠及社會失序留下

的創傷，使振興之路充滿考驗。

圖 **1-1**（見 **p.2**）是 13 個國家與全球自疫情以來每百萬人口的累積死亡率變化，呈現隨時間過去所堆疊的每百萬人口新冠死亡數。

透過圖 1-1，有幾個主要發現：

1. **各國差異甚大**：國際感染死亡曲線**大致分為兩大群**，英、美、西班牙、義大利、瑞典等國，累積死亡率持續遠高於挪威、紐西蘭、新加坡、臺灣、日本、南韓、中國，尤以前兩年最為明顯，在 2022 年 1 月 1 日之累積死亡率，彼此可相差到 200 倍以上。這些國家都有先進醫療體系、都有疫苗、檢驗、藥物，何以差異如此之大？因為他們採取了兩條不同的防疫路線。

其中最值得比較的，就是同屬北歐先進國家、往來密切如姊妹的瑞典與挪威，瑞典一開始就宣布採佛系路線，而挪威則是當時少數嚴格執行入境檢疫的歐洲國家。兩國在前面兩年之死亡率差異甚大，第一年瑞典死亡率是挪威的 10 倍、第二年是 4 倍！但，挪威在不敵 Omicron 滲透後，宣布過正常生活，其第三年之死亡率躍升程度與瑞典相當、甚至略超過之，為瑞典之 1.1 倍，也達瑞典第一年死亡率的九成。驗證了病毒可控可縱。

2. **未見群體免疫效果**：經兩年多觀察，並未看到感染率高的國家有因已大量感染或大量接種疫苗，而在之後獲得顯著保護；英、美、西班牙、義大利、瑞典等，第二、第三年之感染與死亡，並未比第一年降低太多，即使 2022 年之 Omicron 號稱

致死率低亦未使死亡數大降（因感染數實在太驚人）。其中美國 2021 年死亡數甚至比 2020 更超出 1/3；而其他幾國在 2021、2022 大致爲第一年之 72%-100%。

全球之新冠總死亡數變化也是，第二年之死亡人數增爲第一年之 1.9 倍，主因是變異株之傳染力及毒性雙重上升以及疫情在地緣上的擴張；到第三年，Omicron 變異株之內在毒性回到與原生株接近，用前 7 個月之死亡數推估，全年死亡數將是第一年之九成，相當接近。

3. **開放之路差異大**：在前兩年採魔系路線而將死亡率壓很低的國家，第二年下半年起陸續主動或被動開放，其新冠死亡亦隨之上升，而且，這些國家彼此之間也出現差異。

有些國家雖然無法清零，仍設法將曲線壓平，死亡率上升幅度溫和，例如 2021 年以來的日本與 2022 年的新加坡；但，有些則讓野火燎原，例如南韓與臺灣，在 2022 年之死亡率呈斷崖式快速陡直的上升。

臺灣 2022 年之死亡率，同樣用前 7 個月之死亡率推估（這對臺灣是較保守算法，因爲它包括 1-3 月清零期的低死亡），全年會達每百萬人口 579.71 人（相當於全臺約 13600 人死亡），將是日本的 3 倍、新加坡的 2.7 倍，而且高於全球 2021 年之每百萬人死亡數，也會達到佛系的瑞典在 2020 年死亡率之七成，相當可觀。

關於 2020-2022 國際與臺灣疫情歷程三大階段的主要變化，可參考**表 1-1**（見 p.50），從中我們可以看到：與幾個清零國家相比，臺灣雖然是其中最慢開放的，但因 2022 年第二季

的死亡人數衝高得非常快，已經抵銷先前的落差，追上比臺灣早好幾個月開放的日本、紐西蘭、新加坡。若依4-7月（而非1-7月）的速度，也有機會追上南韓與澳洲。

表1-1　2020-2022國際與臺灣三大階段疫情歷程摘要

年份	國際	臺灣
2020 入侵年	• 全球新冠死亡人數為188萬人，病例致死率2.2%。 • WHO在2019年12月31日接獲中國之通報，曾迅速前往了解，卻採取了與中國迥然不同的決策，未能及早終止全球擴散。與WHO預期相反的是，死傷最慘重的，並非醫療資源最不足的國家，而是醫藥最發達的國家。疫情慘重的美國，雖川普總統指控新冠為中國病毒，仍輸掉大選。這年，禁航、鎖國、封城、封國者多。	• 安度第一年，僅7例死亡，病例致死率為0.87%，比全球低。 • 臺灣雖緊鄰中國大陸，但有SARS經驗，在2019年12月31日即毫不猶豫、展開對武漢班機之登機檢疫。民眾主動搶購口罩，醫療衛生體系啓動SARS時建立之清零模式與感控措施。 • 惟疫情延燒至歐美後，政府在各界力勸下，才啓動全面鎖國，此關鍵決策讓臺灣在全球風雨飄搖下安度2020年。 • 2020有個別疏誤，但均未擴大，回臺避難者多，指揮官聲望達最高點，喊出「超前部署」，成為臺灣之光。 • 然而，指揮中心反對入境普篩、公開將採檢無症狀接觸者之地方衛生局移送政風，使醫界對於檢驗採保守態度。國人雖積極研發，然政府直至2021疫情爆發才核准居家抗原檢驗（俗稱快篩試劑）。此外，在野黨已多次批評及敦促政府應積極採購國際疫苗，但遭嗤之以鼻抹紅。
2021 變異年	• 2021年全球新冠死亡達356萬人，上升為2020年未打疫苗時的1.9倍；病例致死率為1.7%，僅略低於2020年。 • Alpha、Beta、Gamma、	• 2021年臺灣有834例新冠死亡，為2020之119倍，且病例致死率高達5.2%，為全球同期1.7%之3倍。快速死現象嚴重。5-7月總死因超額死亡數高達2,726人，為同期新冠死亡數（775人）之3.5倍，顯示黑數多、醫療排擠嚴重。

年份	國際	臺灣
2021 變異年 （續）	Delta 先後被列為需要關注的變異株，毒性與傳染力更勝於原生株。 • 美國、英國於 2020 年底核給 BNT 疫苗緊急使用許可（emergency use authorization，簡稱 EUA），各國陸續展開大規模接種。然，變異株仍在各國攻城掠地，造成許多尚未接種者死亡。 • 新冠病毒透過空氣（或稱氣熔膠）傳播之證據已臻充足，WHO 與美國官方都出版防範空氣傳播之指引。 • 群體免疫迷思在 2021 年已被打破－大規模感染無助預防下一波，疫情仍反覆發生。 • WHO 正式承認長新冠（long COVID，或稱新冠後遺症）存在。	• 2021 年初發生部立醫院院內感染，以漸進方式處理及採居家隔離，小疫情卻拖延 44 天，導致全臺春節大活動取消，損失慘重。 • 同時，無視國際變種疫情肆虐、也不了解鎖國偏安之重要，將機組員檢疫天數一再放寬、4 月中開放至違反科學的「3+11」（3 日檢疫、11 日自主健康管理）。 • 4 月底、5 月初爆發機組員、檢疫旅館、北部社區群聚，因檢驗管制嚴苛，延誤發現。雙北逆時中啓動社區採檢，檢驗陽性率曾高達臺北市 10.5%、新北市 5%，顯見已遭病毒浸潤一段時日。民眾健保卡遭註記「萬華旅遊史」。 • PCR 檢驗量能不足、確診塞車，出現「校正回歸」。 • 雙北自主超前停課、民眾號召自主類封城、宅在家救疫情。各縣市積極清零，疫情迅速降溫，但沒有普篩，殘火斷續，三級警戒維持 69 天才降至二級，至 2022 仍未敢解除。 • 這年民眾共同記憶是民間求政府同意其捐贈疫苗、民眾搶打殘劑，5 月初僅 0.47% 民眾曾打疫苗，全民赤裸裸對抗病毒。沒有第三期臨床試驗之私人公司疫苗獲以獨特條件緊急許可，但不被國際承認，國內也僅約 3% 民眾敢打。 • 2021 年商家倒閉、失業者不計其數，花招百出的紓困，平復不了傷害。
2022 Omicron 年	• 2022 年 1-6 月全球病例致死率降至千分之 3，但死亡人數仍高達 90 萬，雖比 2021 年低，但超過 2020 年同期之死亡數；單日死亡數高峰亦超過 2021 年 8 月 Delta 疫情之	• 臺灣 2022 年迄 7 月 24 日，計新增 4,413,533 名新冠確診病例，共 7,746 例死亡，為 2021 年之 9 倍。病例致死率為千分之 1.8，比全球低，但高於日本（0.14%）、紐西蘭（0.09%）、南韓（0.10%）、新加坡（0.05%）。躺平式的開放，使臺灣在第二季死亡率斷崖式上升，雖最慢開放，但累積死

年份	國際	臺灣
2022 Omicron 年 （續）	全球高峰，疫情下各主要國家之超額死亡，亦與前幾波相近或更高，顯示健康衝擊尚未降低，而長新冠人數亦隨感染數暴增而大幅成長。 • 出現於南非的 Omicron 於 2021 年 11 月 26 日被 WHO 宣布為需要關注的變異株，有嚴重免疫逃脫及更勝於 Delta 大魔王的超強傳播力；突破性感染與再感染遍地開花，全球單日確診數在 2021 聖誕節前後衝破百萬，至 2022 年 1 月 19 日創單日 408 萬例之高峰，因病人之死亡率較 Delta 低，一度被視為「聖誕禮物」，惟不久證實其造成之死亡人數仍非常可觀。 • 各國疫苗追加劑開打，抗病毒藥物已上市，且對 Omicron 仍有效。 • 彭博防疫韌性評比自 2021 年 6 月加入解封指標，清零國家或因自訂的疫苗接種率達標（例如新加坡、南韓）、或因不敵變種之傳播威力（例如澳洲、紐西蘭）等，陸續轉入共存路線，但各國表現落差大，香港、南韓、臺灣出現死亡率之斷崖式陡升。	亡率迅即追上早已開放的日本、紐西蘭、新加坡，有機會追上南韓與澳洲。 • 臺灣於 Omicron 疫情升高之際，開始放寬入境檢疫天數；國門、檢疫旅館及社區曾有數起群聚，惟於 2022 第一季仍力求清零，疫情獲控制。 • 3 月底基隆類普篩計畫遭遇同黨阻力，行政院於 4 月 1 日拋出「新臺灣模式」，正常生活、積極防疫，兼顧防疫與經濟，獲蔡總統支持。本土病例自 4 月初快速竄升，指揮官尚不清楚疫情規模，但強調皆屬輕症，防疫需靠全民自主應變，超大型演唱會、宗教盛會皆正常舉行，輕症採居家照護，隔離天數、疫調對象、接觸者居隔天數等一路放寬，住院標準則不斷變嚴，學生感染採九宮格匡列。 • 快篩、PCR 檢驗資源嚴重不足，且遲不採納「快篩陽視同確診」，民眾頂日曬雨淋大排長龍。 • 學童莫德納疫苗 5 月 2 日才開打，BNT 遲至 5 月 25 日接近疫情高峰才開打。 • 兒童出現多起腦炎、猝死，很多孩子都走了。長照機構太慢普篩，很多爺爺奶奶也走了。抗病毒藥物之發放至 5 月中旬才漸明顯進步。2021 快速死現象重現。大體倉促火化引家屬質疑。大多數縣市決議 5 月 23 日國中會考後全面改採遠距教學，疫情獲得降溫。

Part I

前車之鑑

國際篇

—— 第**2**章 ——

全球新冠防疫關鍵30天

世界衛生組織如何丟失了這一局

　　新冠疫情攻進全球已達兩年半。在高度全球化、科技化與資訊發達的21世紀，人類共同體驗了始料未及的衝擊，而且，隨時間過去，大家發現，後患無窮，影響深遠，不是疫情結束就沒事；整個殘局很難收拾。

如果時間倒轉，一場災難能否避免？

　　既然如此，大家忍不住要問：這樣的瘟疫與重大衝擊，真的完全無可避免嗎？

　　到底，世界衛生組織（WHO），乃至各國政府，在最關鍵的時刻，錯失了什麼、為什麼會錯，以至於有這樣的疫情發展？

　　如果，在一開始的時候，他們能做對了什麼，整個結果，是否可能完全改觀？

做該做的事，在一開始或許看起來很難下決定，但，不下決定的話，不僅以後代價更高，而且有可能就回不去了！在看WHO宣布哪些事項、各國做了多少努力的時候，很重要的是，要不斷檢視：缺了什麼（而非有什麼），才不會眼花撩亂。做對，比做很多，更重要！而在防疫路線的抉擇上，事實也證明，成效最好的事，成本反而是最低的。

試想，如果WHO在1月30日宣布新型冠狀病毒疫情為國際重大公共衛生緊急事件時，是建議各國同步啟動旅遊管制、暫時性鎖國，並進行境內潛藏病例的清零工作，疫情嚴重者搭配較強之公共衛生措施（例如停課、停班、暫停大活動等）降溫，然後，在認證過後，啟動清零成功國家之間的商旅泡泡，鼓勵其他國家跟進，終至全部解封……，會不會，在3-4個月或半年左右的時間，疫情可能獲得控制，也不至於衍生愈來愈難纏的變異株？

全球往來密切，傳染病交互影響，若無法有全球共同的防疫決策與步調，麻煩就沒完沒了。

第一次要做這樣的決定，或許很難。但，經一事、長一智，如今知道了：若不忍半年，可能就需要忍兩、三年或更久，而且要多付出數億人感染、超過一千萬人死亡、大量長新冠與數不清的經濟代價，人們總要想想，未來能否更早發現、做出更明智的決定？

WHO在關鍵時刻做了什麼、少做了什麼？

　　據WHO之大事紀，WHO中國辦公室於2019年12月31日向國際衛生條例（International Health Regulations，簡稱IHR）西太平洋區署駐點通報，WHO旋即陸續進行一系列措施，包括通報會員國、啓動疫情新聞報告、發布中國方面已確認爲新型冠狀病毒，也提出了一系列指引供各國使用，包括：感染預防與控制、檢驗、國家應變量能檢視工具、風險溝通與社區參與、防疫設施與物資清單、臨床指引、病例監測定義、旅遊建議等。WHO在2020年1月11日獲得中國大陸所提供的病毒基因定序。WHO歐洲區署1月24日接獲法國通報歐洲第一例境外移入病例，次日發布聲明指出地方與國家層級應做好病例發現、檢驗與臨床處置的準備。

　　在此期間，中國大陸宣布將此新型傳染病列爲法定甲類傳染病，於1月23日對武漢實施大規模公共衛生措施，包括封城（陸、空交通之封鎖/管制）、擴大檢驗、醫療資源緊急擴充與調度、確診病人集中治療、強制戴口罩、強化封城期間之社區公共服務措施等；隨著疫情擴散，封城措施亦迅速擴大至湖北省與多個城市、地區，積極阻斷，再隨疫情改善而放寬，最終在各城市／地區陸續達到清零而完全解封；湖北省及武漢市先後於3月25日、4月8日解封。

　　WHO祕書長譚德塞（Tedros Adhanom Ghebreyesus）於1月27、28日率高階代表團抵北京拜訪習近平以了解中國之防疫措施，並於1月30日第二次國際衛生條例緊急會議後，

召開記者會，宣布新型冠狀病毒疫情爲國際重大公共衛生緊急事件（public health emergency of international concern；簡稱PHEIC），爲2009年以來，第六次宣布PHEIC。當時全球在中國以外僅有98個病例、尚無人死亡。

WHO提出七項建議，第一項爲：**「沒有理由採取不必要之國際旅遊與貿易干預措施；WHO不建議限制貿易與移動」**；其餘六項爲：WHO將協助醫療體系較弱的國家；將加速疫苗、治療與檢驗等藥物發展；打擊謠言與錯誤資訊；檢視與強化物資整備；分享數據、知識與經驗；以及國際合作。記者會上，多位記者質疑：若不限制旅遊，宣布PHEIC有何意義？譚德塞與其首席專家Mike Ryan表示：此一宣布的重點是考量「病毒可能衝擊醫療體系較弱的國家，需要加強整備」，但反對沒有科學證據的不必要做法；旅遊或貿易限制是沒有必要的。

在2月11日，此新型冠狀病毒正式命名爲「嚴重急性呼吸道症候群冠狀病毒二代」（二代SARS病毒，英文爲Severe acute respiratory syndrome coronavirus 2，標準縮寫爲SARS-CoV-2），其引發之疾病定名COVID-19（一般譯爲新冠肺炎），而其病毒亦稱爲新冠病毒（COVID-19 virus）。

隨著疫情傳播至各洲，世界衛生組織於3月11日宣布新冠肺炎爲一個全球大流行（pandemic），當日新病例數爲7,659例。各國採取不同防疫路線之樣貌已然浮現，但譚德塞表示：伊朗、義大利、南韓正採取行動以遏止擴散，但正如中國，這些措施正對社會與經濟造成沉重代價，所有國家應在保護健

康、使經濟與社會失序最小化以及尊重人權之間求得平衡。此談話透露一個全球衛生關鍵領導者面對全球大流行之態度，是認為健康、經濟與社會秩序相互衝突、必須取捨，暗示不可為健康犧牲其他二者，這種態度影響其對全球防疫方向之領導。他不是唯一這樣想的人，但或許是唯一最不該這樣想的人，因為其後各家之研究分析，證實事實恰恰相反，而全球原本仰望他能對各國做出正確帶領。

此後，隨疫情擴散，病例數呈指數型成長，加上Alpha、Delta、Omicron等傳播力愈來愈強的變異株出現，發生率迭創新高，2021年1月初單日新增約90萬例、2021年底以每日百萬例計。每日死亡人數亦隨發生率上升，2021年1月底達最高峰，單周約10萬人死亡；隨著疫苗推廣，雖重症率降低，但感染人數居高不下，2021年死亡人數大致都比尚未施打疫苗的2020年同期還高，在Omicron席捲之後亦衝到每周7萬人以上。顯示欲減少傷亡，恐不能只靠疫苗。

迄2022年1月1日止，全球超過2億8千萬人染疫、超過541萬人死亡。「全球大流行整備與應變獨立調查委員會」（WHO依2020世界衛生大會決議所成立，以下簡稱「獨立調查委員會」）綜整，除了生命損失、醫療體系衝擊，新冠疫情造成的衝擊是全面性的。全球經濟損失是二次大戰以來最深，疫情最嚴重時曾達90%學童無法上學，性別暴力求助需求成長五倍，一億多人被推入極端貧窮，全球永續發展多項目標進度亦隨之延宕。

防疫決策三大迷思

在全球疫情初發的30天，世界衛生組織對疫情反應可謂迅速，包括立即訂出防疫指引、宣布國際重大公共衛生緊急事件，並在病例數指數成長之初即宣布爲全球大流行；WHO祕書長每日召開記者會，持續了兩年。然而，疫情爲什麼仍一路失控？顯見不是沒有努力，而是需要檢討其決策思維與戰略選擇上出了什麼問題。

許多西方國家與WHO有類似的思維，並同樣採擇了所謂的佛系防疫路線。國際上已有許多研究分析佛系與魔系路線在防疫結局上的迥異，皆獲得一樣的結論。而臺灣在SARS時是否曾有類似思維？此次是否有類似錯誤？皆值得加以對照，作爲未來面對新興傳染病之借鏡。

檢視譚德塞與各國防疫對話，可看出三大常見迷思：

1.以醫療模式進行新冠防疫：

傳染病防治對策，需考慮疾病嚴重度與衝擊（是否會造成大量傷亡與後遺症）、疾病表現（是否容易從臨床區辨）、傳播特性，與醫療在預防上與治療上之效果。很不幸的，新冠肺炎初期，在這四點上面，都不適合採取醫療爲主的防疫模式。

新冠肺炎之嚴重性，初期估計致死率在1%~2%或更高，雖比SARS（約20-30%）低很多，但比一般的季節性流感高十倍以上，加上其傳播力強、能在短期內感染許多人，衝擊性不可忽視。然WHO與許多西方國家在初期對此有所誤判。對一

個不確定威脅，未採取謹慎爲先的風險管控策略。

　　新冠之疾病表現是善於隱藏，無症狀或症狀類似一般疾病，使病人未必就醫、就醫亦容易誤診。在傳播上，新冠肺炎具無症狀傳播之特性，且在潛伏期就能傳播，凸顯善用檢驗，使病毒現形之重要。最棘手的是除能飛沫與接觸傳播，亦可經由空氣傳播，易造成超級傳播事件，需搭配對於大眾的非藥物介入（non-pharmaceutical interventions, NPI）加以控制，無法由醫療體系執行。

　　在治療上，疫情之初並無能大幅提升存活率的特效藥。其後發展出單株抗體與抗病毒藥物，價格昂貴、難以普及，且須在發病初期及早用藥，高度仰賴檢驗資源，且在無症狀即能傳播之特性下，若與病毒共存，恐須將檢驗納入日常活動來執行。在預防上，雖快速發展出疫苗，然取得與分配不均，且疫苗雖有效減少重症，卻難防傳播。未以公共衛生手段阻斷，導致新型變異株不斷出現，威脅到疫苗保護力，亦使得不論透過自然感染或疫苗接種，想達成群體免疫之希望皆落空（註：群體免疫是指在一部分人因感染或疫苗而產生免疫力之後，靠他們阻擋傳播，能將有效再生數（Rt 值）降至 1 以下，使該病難以大量流行，而保護到還沒有免疫力的人）。

　　事實上，醫療體系本身在疫情下特別脆弱，成爲直接（受感染）與間接（醫療崩潰）的「受害者」。獨立調查委員會之報告指出 2020 年全球醫護死亡人數超過 17,000 人。醫療崩潰排擠正常醫療照護之提供，或病人因擔心感染而不敢就醫，也導致各種急重症之處置、手術與慢性病醫療等遭到排擠。疫情下

的醫療體系，猶如泥菩薩過江，自身難保。

2. 忽略法律與治理，置責任於個人：

　　除了誤以為各國對抗病毒最重要的是醫療，WHO也忽略法律在傳染病防治之重要性，未嚴肅指引各國政府如何透過立法與執法，使科學上證實有效的保護措施得以普及性落實，以保護最沒有能力趨吉避凶之弱勢者。相反的，將責任委嫁於個人，試圖透過宣傳達到民眾行為上的配合，並認為如此即可減少傳播。例如宣布Omicron為高關注變異株時，要求各國共同上傳基因定序、監測疫情之外，就是提醒個人戴口罩、維持社交距離、打疫苗等。然而，維護大眾安全的事項，涉及干預個人行動或行為自由、侵犯隱私等，必須有法律基礎，作為政府行使公權力之依據，避免政府在防疫上之過與不及，包括濫用權限以及怠惰不作為；此外，透過公權力亦較能確保各項措施能普及而一致的落實，避免因個人配合之落差，產生防疫破口（例如有人戴口罩、有人不戴），而且，良好疫情管控較能避免惡化健康不平等，例如，高社經階層者在資訊、上班地點與交通方式之自主度上較高，但社會底層者則可能從事較高風險之實體勞動或服務、需搭乘大眾運輸等；透過公權力達到良好控制，則各階層都一樣安全，而若疫情嚴重，透過上班類型之管制或安全要求，亦可減少弱勢者承擔之風險。

　　國際衛生界早已提倡透過政策與治理，來達到更好的健康保護與健康促進，例如1986年WHO發表渥太華健康促進憲章，即強調建立有利健康之公共政策（包含法令），而2016年

發表之上海宣言，亦強調全政府、全社會、跨部門合作的健康治理，2021年發表之日內瓦福祉憲章，強調疫情暴露出生態、政治、商業、社會等決定因子對健康與健康不平等之衝擊，呼籲應根本導正價值觀與行動，重視福祉導向的經濟與決策，以促進永續發展多贏目標之實現。WHO忽略上游決定因子，未倡議各國政治領袖強化政府治理，反而消極地將責任轉嫁於風雨飄搖下無助的個人，暴露其專業素養之不足。

3. 健康與經濟究係「魚與熊掌」或「唇齒相依」：

決策者在選擇防疫模式時，最常談到的難處，是該不該為健康而犧牲經濟與人民自由，認為非到最糟情況，不應輕率採用高強度措施。於是，總是錯失防疫先機，弄到情況難以收拾，而經濟是不是有保住呢？

經歷一場全球性的實驗，關於防疫究竟是在犧牲經濟或救經濟，是互為拮抗、或唇齒相依，相關實證在疫情第一年就已浮現。Our World in Data 於2020年登出一分析，比較38國在2020第二季經濟表現與防疫表現，發現兩者呈正相關：防疫表現佳（新冠死亡率低）的國家，經濟受創愈輕微；而新冠死亡率愈高者，經濟受創愈嚴重。當時臺灣幾無死亡，經濟也幾乎完全不受衝擊，是當中受創最輕微者；而英國、西班牙、義大利等國到了第二季仍受挫達21.7%、22.1%、17.3%，並賠上全球最高的新冠死亡率。其附註指出，未將中國納入比較，因其疫情發生較早，第一季經濟較前一年同期下挫6.8%，第二季則已成長3.2%。試想，若中國在發現疫情時，怕封城影響經濟而

不積極介入，其死傷會如何、第一季第二季之經濟表現又會如何？

《刺胳針》醫學期刊於 2021 年 4 月登出在疫情一年後的分析，比較 OECD（經濟合作暨發展組織）成員國，採取不同路線（清零目標的魔系策略，或溫和減災的佛系策略）對其一年兩個月以來疫情期間新冠死亡率、經濟表現與封城強度之影響，發現：採取魔系策略的國家，不僅持續將死亡率維持在最低範圍，且經濟衝擊持續較佛系國家輕微，一進入 2021 已開始呈現經濟正成長。更重要的是，影響人民自由的封城強度，魔系國家僅在 2020 第一季較佛系國家高，清零後則大都時間維持在較低的封城強度，也就是人民大多享有比佛系國家更高的自由度。各國谷歌行動大數據（Google Mobility Data）亦顯示，每當疫情高升，不論政府是否宣稱與病毒共存、封不封城，民眾皆會自動限縮外出活動。

全球實驗揭曉，忌憚於傷害經濟與自由、不積極防疫，反傷經濟與自由更深更久。健康與經濟、自由之間是唇亡齒寒，而非魚與熊掌。可惜 WHO 與大多西方國家都以經濟爲本位思考，認爲公共衛生是在干預經濟與自由，根本未善加運用，導致全盤皆輸；輸了又宣稱有助於群體免疫，悲劇就一再重演。

WHO 獨立調查委員會就新冠疫情之衝擊是否可避免、如何避免，進行調查分析。其報告指出，中國在 1 月 23 日武漢實施重大公共衛生介入之前，情勢嚴峻，絕大多數（86%）病例未被發現、基礎再生數（R_0）可能高達 5.7；到 1 月 24 日，已知無症狀感染存在之特性與疾病嚴重性；譚德塞在 1 月 27、28

日拜訪北京時，中國大陸已經採取封城、交通管制與一系列公共衛生措施，力求清零。然而，1月30日IHR緊急會議在宣布國際重大公共衛生緊急事件時，卻沒有分享其做法及呼籲各國參考其經驗，且反對邊境管制，與當時已經存在的資訊與經驗背道而馳。而歐美各國的反應，亦同樣未借鏡其做法。最關鍵的失誤，就是疫情初期的處置失敗，包括WHO與各國，在防疫決策上錯失關鍵時機，且戰略錯誤。

---------- 第**3**章 ----------

防疫路線的抉擇

自2020年起，全球共同經歷新冠病毒帶來之大流行，然而，不同區域、不同國家，疫情與死傷狀況差異極大。

魔系、佛系，哪個成本高？和你想的可能不一樣

圖**1-1**（見 **p.2**）以Our World in Data之資料，比較13個國家迄2022年7月24日止的新冠累積死亡率，亦即疫情以來每百萬人口已死於新冠之人數，可看到宛若一個地球、兩個世界：有些國家持續將死亡率保持非常低，有些則一再飆高。以到2022年1月1日之累積死亡率來比較，同樣為已開發國家，美國之新冠累積死亡率達紐西蘭之262倍、臺灣之69倍。

I. 世界各國的「類實驗」，反覆的驗證、同樣的發現

有人認為海島型態的國家，比較容易做好防疫；但，英

國與臺灣、紐西蘭同屬海島型態，其累積死亡率卻還高於許多歐陸國家；而屬於大陸型態的中國，則在2020第一季執行清零，其後，遇有偶發群聚，就再清，即使至Omicron時代，仍持續保持極低的本土感染與死亡人數。

同屬北歐先進國家、往來密切如姊妹的瑞典與挪威，瑞典一開始就採取佛系路線，而挪威則是少數嚴格執行入境檢疫者。兩者前兩年差異甚大，第一年瑞典死亡是挪威的10倍、第二年是4倍，兩年合計是6倍！但，挪威在不敵Omicron後，改採共存，其第三年死亡率上升幅度，反而是瑞典的1.1倍，也達瑞典第一年的九成。

這形同流行病學的「類實驗設計」（quasi-experimental design），有同期兩種做法之比較、也有自己的前後比較，很清楚看到，事在人為。

而不只新冠死亡，疫情也帶來醫療排擠、產生「平行疫情」，使總死亡率比預期趨勢超額增加、壽命降低，且其幅度與疫情狀況相關。美國、瑞典、英國等都有現代化醫療體系與生技水準，但其平均餘命在疫情下比預期大幅倒退--美國人於2020比預期的折壽1.98年、英格蘭人折1.02年，而瑞典人亦早死0.75年，為其百年來第一次出現平均餘命倒退。

2. 佛系看似可以少做什麼，結果卻做更多、做更久、死更多

究竟，防疫表現較好與欠佳的國家，差異在哪裡？研究發現，依防疫目標，可將各國防疫路線分為兩大類，一是以零社區傳播為目標的清零策略（elimination strategy），即臺灣俗稱

的魔系，國際上亦稱為圍堵策略（containment strategy）、零新冠（Zero-COVID）或無新冠（no-COVID）路線；另一是接納與病毒共存的路線，這條路線，除了極少數國家採消極的極簡作為以外，絕大多數都是採取雖然接受疫情存在、但仍努力壓平疫情曲線的減災策略（mitigation strategy），即臺灣俗稱的佛系路線。

累積死亡率最低之紐西蘭、臺灣、中國、南韓、新加坡等，至2021中期之前，是採取魔系路線；反之，英、美、瑞典、義大利、西班牙等累積死亡率高之國家，是採與病毒共存的佛系路線。

依WHO獨立調查委員會2021年在《英國醫學會期刊》（*British Medical Journal*）所出版之專輯，專家群將防疫之（非藥物）公共衛生介入措施分為：（1）邊境管制（例如旅遊限制、入境檢疫），（2）針對大眾之措施（例如口罩令、安全社交距離、停課、停工、封城等），以及（3）針對病例之措施（檢驗、疫調、隔離、監測），這三大類。不同路線在三大類措施之應用時機有所不同。

該報告將佛系進一步分為積極減災（suppression）與消極減災（mitigation）兩類，也就是是否有努力將曲線壓平，或僅是在醫療崩潰時略有作為，此分法在各國開放之後，是有意義的；惟佛系皆有類似困難，即：成本高、疫情耗時拖延等，且該報告與其他各重要報告之分析，皆一致推薦魔系（積極圍堵）是成效最佳、成本最低，因此本章重點放在說明魔系如何做、有何優點。

　　下表（**表3-1**）詳細列出佛系與魔系路線在三大類公共衛生介入措施之應用差異。

　　魔系路線為維持零社區傳播，一方面嚴管入境，減少病例移入壓力，一方面嚴密監控與偵測社區疫情，一有傳播即力求堅壁清野，講求速度與落實，往往「小題大作」（例如：稍有病例即將警戒升級、停課甚至封城，以凍結或減少傳播）、雷厲風行（一有零星病例即啟動普篩或大規模廣篩，以找出無症狀傳染源，並擴大疫調）、滴水不露（例如：強制全民戴口罩、掃足跡碼、接觸者必須接受足夠天數的強制檢疫、病例須隔離至再三確認無傳播風險才可解除隔離）。這些做法，正是因應新冠病毒前述無症狀即能傳播、不易診斷、傳播廣而快速等特性，而提早採取斷然行動，盡量徹底清除社區傳播風險，之後才解除警戒。這種做法看似高強度、高干預，反而速戰速決，達到零社區傳播並持續阻絕於境外，而使民眾之生活、教育、工作、消費、休閒、境內旅遊等，有更多時間是在低度警戒的狀況下，幾近正常的進行。醫療長照機構、家庭、職場及校園等場所不用經常提心吊膽是否有隱形病例、會不會爆發群聚感染，亦不需要持續性的全員篩檢。而感染案例少，相關醫療負擔亦少。因此，看似嚴厲，卻是耗用最少防疫資源與醫療資源，民眾自由度最高、也最能保護經濟之防疫方式。

　　佛系路線之出發點，是害怕防疫措施妨礙觀光、經濟、教育、民生、民眾自由等，但在顧忌猶豫之下，不願及早投入資源防範疫情，反使疫情擴大、快速失控，到此時，由於死傷太嚴重，最後還是「萬不得已」必須啟動封城等措施，但海嘯

表3-1　魔系與佛系防疫路線比較

特性	魔系（containment/elimination）	佛系（mitigation）
目標	• 零社區傳播：以防堵及清零策略，避免隱形傳染源存在於社區，本土病例通常零或近於零	• 減災：以壓平疫情曲線為目標，避免醫療崩潰，接受與病毒共存
行動時機	• 主動式（proactive）：超前部署、防微杜漸、堅壁清野，極力清除隱形傳染源	• 被動式（reactive）：隨疫情嚴重程度應變
主力	• 上游資源。公衛、醫療、跨部會及民眾配合，多管齊下。社會福利措施為輔	• 下游資源。以醫療為前線、公衛為輔，且因疫情持續，更下游的社會福利需求又大幅超過醫療需求
邊境管制	• 嚴格管制，通常鎖國（拒絕或限制外國人入境），且國民入境需強制檢疫	• 不管制，或以陰性檢驗及/或疫苗護照取代
針對病例之措施	• 仰賴病例發現（檢驗）、疫調、隔離/檢疫以清零 • 需要即時而精確的疫情通報/監測系統 • 有疫情立即擴大檢驗或甚至普篩 • 盡力疫調（甚至擴大到接觸者之接觸者） • 嚴格執行檢疫/隔離 • 調度或擴充醫療資源與收容資源，以容納並隔離病人、安置檢疫者	• 不嚴格找出所有病例及疫調 • 輕症不檢驗、自行居家療養、縮短隔離/檢疫日數 • 醫療長照機構、家庭、職場及校園之檢驗需求高，長期維持高檢驗量
民眾配合：戴口罩、社交距離等	• 有疫情時通常強制；民眾配合度通常良好 • 清零後可能放鬆或解除 • 要求記錄電子足跡，以利疫調與健康管理	• 通常不強制；民眾配合度往往不佳 • 與病毒共存，需要持續戴口罩及維持距離等 • 通常不必記錄電子足跡
開始封城時機	• 早：儘早啟動以防擴散	• 晚：等疫情相當嚴重時才封

（續）

特性	魔系（containment/elimination）	佛系（mitigation）
解封時機	• 審慎降級，等清零或安全後才完全解除警戒，但因趁疫情規模還小就啓動，搭配病例措施，通常不需要封太久	• 由於太慢封，通常拖很久，所以疫情一趨緩就想趕快解封慶祝，又導致疫情拖拉或又升高
封城期間	• 速戰速決，通常短或很短。一般比佛系短	• 通常封很久，或改由民眾長期自主性少出門（自主類封城）
責任	• 政府、社區與個人之協力	• 個人
社會失序	• 較低、局部、較短暫；疫情下其生產力、內部消費與國際競爭反而相對獲利	• 嚴重、全面而且深遠

般的規模導致公衛與醫療雙重崩潰，前者導致無法落實疫調、
檢疫等針對病例之措施，後者導致在診斷與治療上從簡，例如
輕症不檢驗、不住院，醫院只處理重症，使輕症在社區繼續傳
播、形成惡性循環，因此，封城時間往往比魔系更久，百行百
業受創嚴重，忍到不能忍，就會問：要餓死，還是要病死？而
且，政治人物受民怨批評，又有許多大老闆的遊說，只要疫
情有所趨緩，便又急著解封、慶祝，而沒有乘勝追擊進一步清
零，這時，社區仍有病例，於是各類機構持續緊繃於隨時可能
發生群聚的陰影下，乃需持續進行大量檢驗，而殘存病例與入
境病例隨解封、人群恢復流動，又使疫情又上升，民眾並不會
因解封而得以完全寬心生活，整個社會承受疫情高高低低、周
而復始封城與解封的溜溜球效應，兵疲馬憊，而且防疫支出與
醫療資源支出也都高得驚人，醫護也會發生離職潮。

3. 共存的苦，臺灣政客不知道

很多人誤以為，死傷慘重的英國是否防疫過程一路都沒好好努力？所謂佛系是否就是輕鬆過正常生活、只不過就是付出一點死亡代價？其實不然。

英國在2020第一波，一開始誤判，以為1/100的致死率算低，尤其是，以為會有群體免疫，早晚都要感染，如果有60%感染過，後面就輕鬆了，就採取輕症在家隔離、也不停課的做法，但才沒幾天，死傷湧現、太多人呼吸衰竭擠到急診室，於是在3月23日由首相下達封城令、要大家宅在家，這一封，拖到7月以後才逐步解封。封這麼久，有比武漢短嗎？而且是封而未清。迄2020年7月1日，英國有40,538人死於新冠（換算成臺灣人口，約相當於死亡14,000人），超額死亡達57,769人。此後，又歷經秋天、冬天的疫情，在10月19日啟動號稱「防火道」的全國封城，但冬天這波Alpha變異株疫情一路燒到2021，死傷更勝於2020第一波，何時解封？遙遙無期。學校能否復課也爭吵不休，最終採分階段解封，先於3月復課、4月開放戶外與部分室內活動、5月開放更多室內。

7月，出現Delta變異株，疫情又回溫。在過半人口已完整接種疫苗下，首相強生（Boris Johnson）不忍了，頂著大魔王Delta每天已衝上二萬例，仍宣布7月19日為英國「自由日」，要解除所有管制措施，引起全球譁然，而其國內人士與媒體乃邀請全球十位專家於7月16日召開緊急國際記者會，呼籲強生政府懸崖勒馬。我也是十位之一；記者會內容於國際各大

媒體報導，並刊登於《英國醫學會期刊》——「專家譴責英國自由日危險且不倫理」（"Experts condemn UK "freedom day" as dangerous and unethical"）。最後，保留病人隔離措施，但室內活動限制、口罩令等仍皆取消。

2020-2021期間，英國也研究過大規模普篩；除病人隔離，亦盡量做疫調、接觸者必須居家檢疫，並曾做到單日零死亡（舉國歡欣鼓舞）。在2021年5月，當臺灣發生Alpha疫情時，兩地之每日發生率曾非常接近，但臺灣致力於清零，使曲線向下壓，而英國則走向逐步解封，疫情反折向上走。

以實際數據來比較該段期間，英、美（佛系路線）與臺灣、紐西蘭（魔系路線）在疫情表現、防疫管制嚴格度（由最低0分到最高100分）、民眾社區活動量（自由度）、檢驗消耗之差異，就更清楚了。

圖3-1（見**p.2**）顯示，英美疫情高低起伏大，而臺灣、紐西蘭大多數時候疫情幾乎是貼在0的基線。英美在疫情嚴重時，防疫管制嚴格度就升高，而且維持相當長的時間，但臺灣、紐西蘭只在疫情有破口時才升高管制，不僅如此，他們警戒升級時，強度仍不及英國2021年初的封城那麼嚴格，而且，臺灣、紐西蘭在本土病例加零之下，有比較長的時間，防疫管制嚴格度相當低，只有20分左右。所以，與病毒共存的國家，並不是什麼事都不做、讓人民一直去感染及死亡，而封城也絕不是清零的專利，當疫情失控、民怨沖天，不但會封，而且封個沒完沒了。

圖3-2（見**p.3**）比較英國與臺灣民眾疫情期間在社區幾類

場所的足跡量（以與疫情前相比之增減來呈現，看該場所足跡量是比疫情前高多少％或低多少％），代表民眾實際的自由度。可看到英國民眾自2020疫情以來，大多數時候其交通、上班、購物或休閒之活動，都受到很深的衝擊，常比疫情前下降50％或更多。而臺灣在2021年5月爆發之前，大多時候下降不到20％，算是過著接近正常的生活。

圖3-1、圖3-2（見 **p.2**、**p.3**）顯示，清零路線受到很深的誤解、汙名化，被跟「終年生活在封城底下」、「365天被關在家、沒東西吃」、「犧牲個人自由」的幻想連在一起，但實際情況卻恰好相反。臺灣自2020年1月到2022年3月，大多數時間都不需要被關在家中。就是因為清零了，民眾就比較自由。真正會使民眾活動受限的是疫情，只要疫情嚴重，不論政府是否封城或警戒是否升級，民眾為了避險就會限縮活動，而仍必須外出工作的人就必須冒著被感染的危險。是疫情，使民眾被迫選擇要餓死或病死；但疫情控制好，就既不必病死，也不必餓死。

佛系路線國家受疫情肆虐，人們活在那種遙遙無期的受困與不安之下，不論政府是否明令封城，其人身安全與自由都受到很大的剝奪。圖3-3（見 **p.4**）比較減災與清零國家之檢驗量：減災共存，因仍有疫情，檢驗的使用，長期都高於清零的國家；清零國家則只有在防疫發生破口時，需要快速擴大檢驗來應變、重歸清零。

不過，臺灣的情況是，2021年5月有疫情時，也無法出現像紐西蘭在2021年8月這樣的激升（surge），檢驗應變能力有

問題，且遲遲都沒有解決。

　　所以，**實情是：在有需要、也做得到的情況下，清零才是更輕鬆、自由、節省資源、保護經濟的做法。**

4. WHO 獨立調查委員會分析 成功之道是迅速積極的防堵

　　WHO 獨立調查委員會在比較各國防疫做法與成效之後，在其報告指出，積極防堵（清零）路線是防疫成功關鍵。如前述，專家群整理出三大類公共衛生介入措施，透過良好的領導與協調來達成任務，包括：

（1）邊境管制，

（2）針對大眾之措施，

（3）針對病例之措施。

　　專家群進一步指出，此三者之中央輪軸是「及早行動與清楚目標」，藉此三管齊下、穩健展開。

　　三大類措施每一類皆需有相關資源支持，例如：邊境管制需要境管與交通單位之配合、警戒升級與檢疫隔離需要對受影響者提供經濟面與社會面之支持配套、針對病例之措施則需要衛生醫療資源之快速動員。

　　因此，清零路線需要三個先決條件：

　　（1）對於防疫有強烈的政治決心與承諾，以全政府、全社會的治理，促成立即的行動、跨部門合作與快速資源動員；

　　（2）各國平時是否有依全球衛生安全議程與國際衛生條例，做好公共衛生體系之整備，以及過去是否有相關經驗並從中汲取教訓（例如 SARS 經驗）；

（3）要有科學防疫機制，包括建立專家委員會、有嚴密的監測數據，並據以進行科學決策。

其中最關鍵者，當屬政治決心與承諾，能以民眾生命爲優先價值，既能做出正確決斷、及早動員，亦有助於凝聚社會參與和信任，從而達到成功管控。而商業或政治利益掛帥，輕忽疫情或抱持投機心態，則付出三輪代價。

從清零到共存的崎嶇開放路

1. 2021變異年 老幹新枝都跌跤

2021年，對英美來說，不僅剛熬過黑暗的2020，很多民眾都感染過了，而且，疫苗接種率也算是快速提升，沒想到，如此雙重的保護因素，並沒有使其2021年死亡數比2020降低。此外，原本魔系路線的國家，或因Delta造成破口（澳洲），或因疫苗接種率達標（新加坡、南韓，在完整接種率約75％左右宣布轉換路線）。這幾國2021年自5月起之每日死亡率疫情變化如圖**3-4**（見**p.5-6**），以下說明之。

彭博新冠防疫韌性評比自2021年6月起加入解封指標，倡議重啓邊境、與病毒共存，此後魔系國家在其評比之排名乃應聲下跌，而美國名次立馬衝上第一。魔系國家可謂防疫模範生，然非毫無代價，例如，採取嚴格邊境管制的鎖國措施，畢竟非常態，對於需要國際商務、會議、探親、求學等之民眾造成嚴重不便，在高度仰賴觀光或國際貿易爲重要經濟活動的國

家（例如紐西蘭、新加坡），壓力很大。

5月13日，拜登（Joe Biden）慶祝疫苗接種進展順利，解除口罩令。當時美國曾接種疫苗比率為48.5％，完整接種為45％。結果，疫情在7月因Delta而反彈，年底接續Omicron燒，2021年死亡數比2020還高出1/3，2022則可能與2020死亡數接近。這使得因對川普防疫失望而把票投給拜登的美國民眾非常不滿。

2021年，美國的谷歌社區足跡大數據顯示，美國人在職場、交通站、購物休閒之足跡尚未恢復，內需消費、旅遊等活動，仍因疫情居高不下，造成民眾裹足。形式上的解封，實質意義不大；疫情受控制或消退，才是恢復經濟的良藥。

新加坡與南韓在疫苗接種率達到近八成後（完整接種率約75％時），改採與病毒共存路線，放寬相關措施，但都遭遇疫情竄升而拉剎車。澳洲則是遭遇難纏的Delta，難以清零，決定與病毒共存，其後毒性較弱的Omicron取代Delta，但死亡率與重症住院仍皆衝上疫情以來最高峰，而且疫情造成相當可觀的超額死亡，也招致其國人不滿，總理連任失利。

2. 2022年新加坡與南韓在Omicron分道揚鑣

（1）Omicron輕微嗎？

在Omicron剛出現時，大家以為期盼中的溫和而傳染力又強的變異株終於出現、可以取代大魔王Delta，拯救世人於苦難了，但，事與願違，很快，大家就發現，Omicron既不是流

感、更不是感冒。美國2022年1月的死亡統計顯示新冠死亡在45-84歲為第1名死因，在25-44歲及85歲以上排第2名死因，在5-24歲是第4名死因。而且，此一排名，比新冠在2021年的死因排名更高，造成的死亡比癌症、車禍、心血管疾病還多，流感怎能與其相提並論？其在0-17歲的死亡數，也是2019年流感死亡的好幾倍。南非、美國、英國也都發現Omicron流行期間，兒童新冠住院數，是Delta的數倍，來勢洶洶，不能輕忽。

Omicron挾其超強傳播力，造成之死亡並不亞於Delta。但到Omicron時代，僅剩對岸還力守清零。其他國家因對Omicron態度不同、準備不同，其防疫表現差異很大。

（2）狂風驟雨中，哪些國家不讓人民濕透？

圖3-5（見p.7）是五個原本防疫成效相近的國家，在2022與Omicron遭遇之疫情路線，以每日新冠死亡率（百萬分之一）顯示。

新加坡檢討2021經驗，一方面加強成人第三劑疫苗接種與早早就展開兒童疫苗接種，其成人疫苗接種率與兒童疫苗推廣速度都領先其他國家；另一方面，以公共衛生措施輔助，認為開放程度應參考重症病患增加速度做動態調整，如疫情惡化，則對高風險活動提高限制，雙管齊下，以沉穩腳步前進，避免對社會及人心造成過大衝擊。其2022年1-4月這一波Omicron疫情之死亡曲線，控制到比2021年9-12月的Delta疫情低，贏回民眾非常高的滿意度。

　　日本自2021年之後，陸續有幾波疫情，難以清零，但積極減災，疫情都未失控，疫情高峰期之超額死亡都控制在5%以內。日本老人第三劑之接種率在5月31日已達89%，第四劑也早已開打。長照機構與各場所加強感染者之發現與隔離，並加強讓確診者可以安心請假的配套措施。此外，日本非常重視空氣傳播，進行很多實驗，也致力於加強公司行號、公共空間之通風，防疫上教育民眾避免3個C：close（密閉空間），crowd（人多擁擠），close contact（密切接觸，例如近距離說話）。

　　紐西蘭各年齡層之完整疫苗接種率大多達九成以上，並提供全民免費快篩與口罩，向民眾強調，不需要有症狀，就可以領取免費快篩；並且，提供事前處方的做法，重症高危險群民眾可事先取得處方，一旦檢驗陽性，即可在最短時間聯絡藥局或親友將抗病毒藥物送達，開始服藥。

　　以上國家的共同點是：1. **做好準備**，尤其是疫苗、快篩、醫療資源；2. **對人民講真話**，用戒慎恐懼的態度、正確的防範措施，共度危機，而非散播假消息欺騙及麻醉人民、要大家盡量去感染、能變無敵星星；3. **提供公衛以外的實質援助**，讓感染民眾願意請假在家。

　　南韓疫苗接種率也相當高，在2月起決定勇敢前行，新冠死亡率快速竄升，而且，在疫情高峰時3月27日這週之超額死亡（包括黑數等）也飆到70.9%，疫情期間之超額死亡總數達新冠死亡之1.8倍，可見確診黑數與醫療排擠相當嚴重。臺灣在4月1日宣布進入新臺灣模式，新冠死亡率也快速上升，高

峰還超越南韓，且上升速度亦快於南韓，沒有採取像新加坡、日本之審慎壓平曲線態度，也沒有如紐西蘭免費提供快篩、口罩與事前處方。推估臺灣2022年新冠死亡率會超過2021之全球平均新冠死亡率、與瑞典2021相近，並達瑞典2020之七成。

3. 殘酷事實──「群體免疫迷思」徒然增加染疫

　　三年下來不斷重複的曲線，可看到一個殘酷的事實，就是：民眾的犧牲，是平白的犧牲；疫情肆虐一波又一波，不會因為大規模感染過而「出運」，能勝出的新變種，都有免疫逃脫且傳染力更強，且尚未真正變得溫和。反之，還未經歷大規模感染的國家，在開放過程中，也未必會因為過去沒有感染，而一次就大規模死亡；其傷亡規模，仍主要取決於各國之準備與作為，彼此差異頗大。

　　為何沒有群體免疫效果？是否感染過沒效、疫苗也沒效？倒不盡然。

　　所謂群體免疫，是指感染或接種疫苗而產生的免疫力能有效避免感染，從而擋住病毒傳播，保護到周遭還沒有免疫力的人；且當這些能擋住傳播的人達到一定比率後（在100%的感染保護力之下，此比率為（R_0-1）/R_0），能使Rt值（有效再生數）降到1以下，而使疫情無法上升。

　　然而，新冠病毒R_0值（基礎再生數）高且變異力強，愈多人感染，愈增加變異機會，而在變異株的競爭中，有免疫逃脫且傳染力強的變異株，較能勝出，使得原先的保護力失效。此外，預防感染所需的抗體，有快速消退現象，僅能維持約

1-3個月，就算病毒還沒變太多，也有機會產生突破性感染或再感染。因此，若不控制傳播，以為可以仰賴群體免疫，結果就是一次又一次賠上許多人寶貴的生命，仍無助走出疫情。在真正溫和的變異株出現，或有更能有效預防感染的疫苗出現之前，仍需避免大規模傳播。

主政者作共存決策前，一定要先認清這個殘酷事實——「群體免疫迷思」恐怕只會徒然讓更多人染疫！

4. 人人需要疫苗保護

幸運的是，疫苗與自然感染，對於重症及死亡具有保護力，而透過疫苗獲得保護力，當然比自然感染要安全太多了！而且，疫苗所產生的重症保護力強而廣，且比較一致，也就是在人與人之間、以及對不同的變異株之間，大致皆有很好的防護。只是，此重症保護力也有消退現象。面對Omicron，中高齡以上需要打追加劑，才能達到最佳保護。

既然大家都有機會感染，完整的疫苗保護，就會是大家都需要的自保之道。疫苗接種率，包括長者與慢性病患者、免疫功能較弱者之追加劑接種率，應盡量接近100％，愈高愈好。

然而，兒童疫苗是較慢才核准的。太早開放，不僅長者追加劑接種率仍太低，而且對於尚無疫苗，但也會有重症、死亡、長新冠的兒童，並不公平。這個問題，在2022年6月底美國FDA核准BNT及莫德納使用於6個月以上學齡前幼兒，終獲解套。至於小於6個月的嬰兒，則有賴母親懷孕期間接種，來使母子均安。

5. 長新冠問題仍棘手

新冠感染會造成長新冠，而且比率不低。打過疫苗的突破性感染與輕症患者，也會有長新冠；雖然其風險較低，但人數可觀。依英國發表於 2022 年 6 月 18 日《刺胳針》醫學期刊之數據，感染 Omicron 之 18 歲以上成人，長新冠之比率有4.5％。若 400 萬成人感染，則會有約 18 萬。而前面的變異株其長新冠風險更高。歐美因反覆的疫情，此問題之影響日益浮現。而愈慢開放，減少幾波衝擊，也因而減少許多新冠後遺症。

長新冠不只是失眠、倦怠等「症狀」惱人而已；從醫療紀錄分析，也看到成年之新冠感染者，在接下來半年中，心血管疾病（例如中風、心肌梗塞等）、糖尿病等事件之發生率與死亡顯著上升，也就是新冠感染造成之健康傷害與疾病效應，在疫情過後仍在延續。美國疾管署的研究發現，這種情況在 0-17 歲的兒少也是存在的：在 0-17 歲者感染新冠後的一年內，急性肺栓塞、心肌炎、靜脈血栓、急性腎衰竭、糖尿病、心律不整等之發生率，也有與成人感染者相似的顯著升高現象。

長新冠問題，不僅影響生活品質、造成重大疾病與醫療負擔，也成為失能、請病假與難以回到勞動力市場的重要原因與真實衝擊。

迄今，打疫苗尚無法完全避免長新冠的發生，此一問題對個人與社會皆有長遠影響，且隨著感染人數增加，衝擊也會擴大。各國政府在開放共存的路上，應當認知此一代價，且有責

任清楚告知民眾此一風險。

6. 以公衛減災措施，縮小社會衝擊

疫苗雖能減少重症，但不是絕對不會發生重症或死亡，疫情規模越大，不論是否打滿疫苗，只要感染人數越多，死傷人數便是愈多，且會進一步癱瘓醫療體系，造成醫療排擠。而且，感染人數越多，必須與新冠長期後遺症長久共存的人也會愈多。

一個社會無法等到完全沒有衝擊才開放，正表示在開放過程，應該負責任的做好損害控管，而非一味愚弄民眾，聲稱一切安全，甚至荒謬的鼓勵感染、美其名為無敵星星，這是嚴重違反倫理的行為。

因此，開放過程，應該認知病毒仍有相當的殺傷力，並認知群體免疫不存在，絕不應該鼓勵或放任感染之蔓延。

除了備妥防疫的醫療三寶 —— 疫苗、檢驗與藥物，也要有全套的公衛計畫，管控疫情衝擊，而這也是佛系路線英文 — mitigation（減災）的原意，要 flatten the curve，把疫情曲線盡量壓平，而不是什麼措施都不做的全然躺平。

公衛計畫包括：

（1）戴口罩、保持社交距離、改善通風。

（2）提供民眾與長照機構免費快篩，讓感染者能及早確診、隔離。

（3）有快速給藥措施，使高風險的感染者都能在黃金時間內使用藥物。

（4）有緊急醫療調度措施，以因應疫情激升之需，而非只會把病人擋在醫院外。

（5）訂定警戒升級標準，必要時採取減少人流的措施，避免疫情失控（例如疫情嚴重時，啟動餐廳內用餐人數上限或加大距離、暫停高風險之大活動、必要時改遠距上課等）。

表3-2　面對 Omicron 之迷思與解讀

迷思	錯誤解讀	正確解讀	原因
Omicron 傳染力太強，擋不住	所以不必擋？	所以更要準備好如何擋。	總死亡數超過 Delta，不擋就死亡衝很高。
醫療崩潰，死亡率就會衝高；只要保持醫療不崩潰，大家就不會死於 Omicron？	所以把病房空著，不讓基隆女住、把心臟病人趕出院？	1.醫療崩潰和死亡率衝高都是疫情崩潰造成的；所以防疫不能躺平，要盡量壓平疫情曲線，讓重症數量在醫療可負擔範圍內，盡量救治。 2.應緊急擴充額外醫療資源來因應。	1.床空著，人卻死在社區，有醫療也救不了人。每天公布的死亡，有約75％並不在已公布之中症或重症個案名單，而是死了才被列入重症名單。 2.病毒本身有致死性；疫情氾濫死傷就多，不想崩潰就不要失控，而不是不讓人住院。
疫苗的保護力差？	所以不打？	所以一定要打	難防傳播，所以更需要打疫苗防重症。疫苗的重症保護力很好！
打過三劑不怕感染？	所以可以到處趴趴走？	還是有人抽到籤王；仍要避免感染。	三劑者致死率較低，但仍有致死率，也會長新冠，以及會傳染給致死率高者。
大多輕症，不必驗	反正驗出來也不過是感冒而已？	驗了有利於及早用藥、注意病情變化、自我隔離保護他人。	新冠可引發 MIS-C、MIS-A 及留下後遺症，仍有必要知道自己感染狀態。

新冠疫情與叢聚流行

面對同樣的新冠病毒，不僅各國的表現受政治/治理因素影響，差異極大，且在同一個國家或社會中，一旦發生疫情，不同社區與族群所受之風險與後續衝擊也差異極大，衍生多面向之問題，不能僅以生物醫學或傳染病角度來看待與因應。因此，醫學期刊《刺胳針》主編 Horton 認為：新冠肺炎「不是一個全球大流行（pandemic）」（意指各國境遇不同、各次群體境遇亦不同，並非全面而均勻的分布於所有人），而是一個「叢聚流行（syndemic）」（疾病的衝擊，是在原本就比較脆弱、有其他問題的個人、家庭、社區與國家，比較嚴重）。

新冠重症與死亡之高風險因子包括：高齡、男性、有色族裔、居住於高剝奪指數社區、肥胖、吸菸以及罹患慢性病（例如糖尿病、高血壓、心血管疾病、癌症等，又稱為「非傳染病」）等。一個新興的傳染病，與既有的非傳染病（三高、肥胖等），交織於特定族群（因社會長期存在的不平等所產生的脆弱群體），而且這樣的群聚，又會加重個別疾病所產生的負面效應，而形成所謂叢聚流行（syndemic）。既有的社會階級落差大、非傳染病防治沒做好，則新冠肺炎的死傷也會比較嚴重，惡性循環之下，疫情下非傳染病之惡化也會更明顯。

因此，防疫治理，不能只顧短期的治標、忽略更長遠的治本；不能僅採用純生物醫學的傳染病思維，而必須採取整合做法，尤其是面對可預見的後新冠衝擊與經濟危機，在進行教育、就業、健康照護、食物與環境等面向之振興時，亦須聚焦

於弱勢群體受到之衝擊與需要，在解決方案上必須致力於縮小社會落差。**表3-3**綜合整理社經弱勢在不同新冠疫情階段可能遭遇之處境。

表3-3 社經弱勢者在不同新冠疫情階段之處境

階段	效 應（舉例）
疫情前	• 有較多危險因子與較差的健康狀態（高齡失能、肥胖、抽菸、糖尿病等慢性病…） • 住在高風險場所（長照機構、醫院）、從事高風險工作、住在高風險社區與住所（例如高社經剝奪社區、移工宿舍） • 資訊不足或更易暴露於錯誤資訊下 • 對疫情真實性存疑、對疫苗有較高不信任
疫情中	• 在封城或居家令下仍須繼續工作（司機、送貨員、醫療人員…） • 在封城或居家令下無法工作、失去收入 • 無足夠存款、三餐有問題 • 無自有轎車，須搭乘大眾運輸 • 無良好空間可做居家檢疫／隔離 • 具高風險因子，感染後重症與死亡率高 • 有數位落差，遠距醫療與遠距教育資源不足 • 失能者其生活照顧資源中斷 • 女性、單親或社會資本不足者，難以因應停課、家人感染以及各種供應斷鏈之新需求 • 有較高的家暴、孤獨、心理健康風險 • 店家倒閉或積欠房租等、受波及而失業 • 非傳染病醫療遭排擠形成平行疫情，高風險者受衝擊較大 • 社會資本較弱，不足以支撐／補償個人與家庭之脆弱
疫情後	• 產業轉型風潮下，更不容易找到新工作 • 傳染病與非傳染病之公衛／醫療資源皆不足，在疫情全面重創各領域、政府左支右絀之下，兩者相互排擠，更難以因應高風險者之需要，弱化預防，預埋下一個大流行之風險

本土篇

—— 第 **4** 章 ——

SARS 教我們的事

臺灣 2003 抗疫累積的公衛能量

2003 年 SARS 襲臺。根據疾病管制署最後確認之數字，共 346 名確定病例、73 人死亡，致死率 21.1%（另，可能病例有 318 名，其致死率爲 33.7%，兩者合計爲 27.1%）。有 246 人（71.1%）是在醫院感染，有 103 人（29.8%）爲醫療人員，數家醫院封院或半封院、一個社區（華昌國宅，位於萬華區大理街）封街。

SARS 爲一個全新傳染病，高致死率造成人心惶惶，當病毒進入國門，首當其衝者爲臺北都會最古老之弱勢社區—萬華，洗衣工與醫護最先感染倒下。SARS 對臺灣衛生醫療體系、全民身心健康與生活、交通觀光、社區商機等造成重大衝擊，即爲叢聚現象與一體健康之縮影，但也留下寶貴經驗與改革動力，爲衛生醫療之防疫整備與韌性注入無可取代之養分。

大多數人認爲，經歷過 SARS 洗禮，是臺灣新冠防疫較其他國家成功之最重要原因。以下依前述防疫戰略檢視臺灣的

SARS經歷。

面對新興疾病，也曾有路線抉擇困難

2003年2月10日，廣東官方證實五人死於非典型肺炎。3月14日，臺大醫院發現第一例SARS境外移入與第一例本土病例（夫妻）。因該病尚未列入法定傳染病，北市衛生局係由媒體得知，且在疫調、居家檢疫、醫護健康管理等事項上，因妨礙隱私／自由等質疑，於法無據，難以進行。其後又有家人、同事疑似發病，其任職單位同樣難以配合。初步疫調，第一例之接觸者（含家人、鄰居、同班飛機乘客、醫護等）達90多人、加上其家屬之接觸者達200多人，影響不可輕忽。

北市衛生局透過直接與間接管道向衛生署高層反映、建議將SARS公告為法定傳染病，以利依傳染病防治法賦予之公權力，展開防疫，然衛生署認為：經評估，疫情沒有擴散之虞，且有專家認為SARS只是症狀，尚無法查清病因，若貿然列為傳染病將造成民眾不必要的恐慌；以行政命令及加強溝通，等於就已經是「準」法定傳染病，不必正式列入；並指臺北市認為防疫要靠正式列入法定傳染病的觀念是錯誤的，是「地方官員經驗不足」所致。

當時，新加坡已宣布動用傳染病防治條例，香港亦考慮中。於3月26日又有某公司5名大陸返臺員工感染不明肺炎，各界深感焦慮。行政院於3月27日晚間拍板，正式宣布SARS列入法定傳染病。次日，北市衛生局即公布居家隔離標準，分

為二級，第一級為直接接觸者200人，正式以密件發出居家隔離通知書，單獨在家隔離，不得外出，違者可處6-30萬元罰鍰，並啟動隔離送餐、追蹤關懷、發病時就醫流程等措施；第二級間接接觸者1,000多人，戴口罩進行健康管理；同時，下令所有醫院之醫護人員全數必須配戴口罩；並訂定不同社區疫情嚴重度之應變等級，北市教育局亦公布未來停課標準。

防堵關鍵45天

歷經先前71型腸病毒防疫洗禮，臺灣已將傳染病防治條例升級為傳染病防治法、完備其內容，並整併防疫部門，成立疾病管制局，有專責、專法之防疫架構，可說是具備法制基礎的魔系防疫國家，政府防疫既獲充份而明確之權限，亦擔負積極作為之法定義務。

然而，面對周遭四面楚歌的新興傳染病，何以當地方政府在前線拉警報、想採魔系防疫時，中央衛生部門與專家們卻仍繼續觀望、想採偏向佛系的溫和作為與溝通？

當時的官員與專家委員會，即是抱持與WHO祕書長及許多歐美國家一樣的迷思——認為以臺灣之醫療水準如此進步，「疫情沒有擴散之虞」，絕不會如對岸般疫情失控！其每日專家防疫會議即慣性進行細瑣的臨床病例審查、決定納入或排除、然後發布病例數（時至今日亦同），在數字上把關，急於向世界傳達三零防疫佳績，卻未依傳染病防治法擬訂防疫配套，更未嚴肅假想最壞狀況，做好相關應變整備。

在邊境管制上，2月10日廣東官方證實有非典型肺炎死亡，到3月14日發生境外移入個案並傳給配偶，已有專家批評，認爲錯失境管先機。當時在入境僅是對高風險地區入境旅客要求填寫「SARS防治調查表」（即症狀聲明表），到4月10日起提升到對入境旅客量耳溫，並未強制要求入境檢疫或暫停熱區之非公民入境。

事後疫調與基因定序證實，一名香港淘大花園社區已遭感染的民眾，於3月26日來臺探親，造成其親人、曹女士及後續和平醫院等一連串疫情的爆發。當官員們還在吵要不要納入法定傳染病、嘲諷地方官員沒有經驗時，敵人（SARS病毒）就在此時長驅直入，進而釀成大禍。行政院雖然在3月27日採納了地方建議，已來不及彌補衛生署傲慢的破口。

封不封院之考驗與承擔

4月9日，曹女士至和平醫院急診就醫，4月21日晚間，醫院有員工及病人疑似感染；全院清查，判斷恐發生超級傳播事件，疫調指向感染源爲一名腹瀉住院之洗衣工，在入院數日後出現肺炎，才發現是SARS，已造成嚴重擴散。事後洗衣房提出證物（一張紙條），洗衣房曾接到送洗之曹女士衣物，研判應是由此遭感染。4月22日晚，中央、地方與醫院緊急研商，決議4月23日起暫停急診、緊縮門診。當晚中央與地方聯合處理小組會議，已有專家提出應考慮封院。因事關重大，臺北市政府24日一早開會，討論於傍晚啓動管制措施，但會議

結束即看到衛生署傳真之最速件公文，要求北市衛生局成立接管小組進駐、全面管制人員進出；緊接著行政院即邀集衛生署及北市府召開臨時會議，確認暫時關閉和平醫院，並提出支援配套，由行政院副院長林信義、衛生署長涂醒哲、臺北市副市長歐晉德在行政院召開記者會，共同宣布和平封院。

在與病毒賽跑之十萬火急過程，行政院、北市府及防疫專家力求盡最大努力以降低院內損害，並由北市衛生局邀請美國疾病預防管制中心專家與我國疾管局提出分區管制規劃（以A棟為綠區），共同以視訊會議指導院方執行，全力減低院內傳播。資料顯示，發病數在4月24日封院當天達到高峰，封院後發病數開始下降。大多數病人是在封院前感染，其中有些持續進展到重症與死亡，時間上自然會是在封院以後，但並非封院所致。

在中央緊急動員軍醫院增設負壓隔離病房與市府緊急備妥醫護檢疫中心等資源下，於27日啟動個案與醫護之淨空作業，至5月8日全數淨空完畢，前後歷時14天。之後提供全院員工抽血檢驗，期以了解封院期間交叉感染程度，共647人（約員工總數七成）接受檢驗，檢出20人（3％）曾受到感染，其中19人是原本已診斷有感染者、僅多發現1人為無症狀感染。20人中僅2人是完全在A棟工作。顯示員工擔心的AB棟交叉感染並不顯著。

然而，封院為史無前例之措施，和平封院雖然達到管制疫情的效果，但也不可否認，對相關同仁的心理創傷非常之深。在和平封院不久，臺北萬華仁濟醫院也發生院內感染。考量外

界批評和平醫院封院倉促，就地管制對醫護人員的衝擊大，中央決定改採撤離、淨空的方式。然而，在安排配套期間，有病人自行離開醫院，結果造成南部醫院的院內感染，導致高雄長庚的封院。

面對致死率達新冠近30倍（含可能病例計算）、超級傳播事件之傳染力可能達一般新冠的十倍以上的SARS，是該搶時間阻斷傳播？或用更多時間準備及溝通？在增加人命傷亡代價，與產生心理劇創及更多政治承擔之間，確實陷入兩難。當時和平醫院若延後幾天封院，勢將有更多醫護家屬、同事、病人甚至社區民眾遭感染，後果難以想像。而在兩家醫院之後，有前車之鑑，政府與醫院都做了更好的整備，雖全國仍難免有不等程度之院內感染發生，疫情規模已較前兩家小，且大都迅速就地封院，也更迅速而順利度過難關。臺灣醫界針對院內感染發展出縝密之動線管控，到新冠來襲仍發揮守護醫護與病人之功能。

SARS期間和平醫院現場真相

1. 和平醫院為什麼發生院內感染？

說明：

由基因定序與相關查證，曹女士遭來自香港淘大花園社區之民眾（於3月26日入境）感染，到和平急診就醫、照X光，其穿著之檢查衣送至洗衣房，洗衣工可能因此接觸到。

洗衣工以腹瀉症狀表現，遭漏診，造成超級傳播事件。

2. 封院時和平醫院員工是否毫無防護裝備的暴露在病毒培養皿？當時身為衛生局長，是否自己怕死戴防毒面具、卻不提供防護裝備給員工？

說明：

醫院醫護與病人之防護裝備，平時就必須準備。北市衛生局早在3月17日、27日，4月3日、7日等就再三行文提醒，包括要求擬具SARS應變措施計畫及切實做好員工及病人之相關防護、講習，遵守醫療法及傳染病防治法相關規定等。

當時法院有詳細調查醫院之採購、消耗及庫存；和平醫院4月23日（封院前一天）庫存有4,423個N95口罩、60個N100口罩、250個手術口罩、328個隔離衣，及鞋套、頭套、全面罩等；而封院後醫院亦有繼續緊急採購。各醫院所需醫療物資係各院自行採購，不須經過衛生局，亦不是由衛生局統一採購後調度發放。

依國際指引，照顧SARS病人之醫護人員，其標準裝備是N95。當時美國疾管署專家進入和平醫院，即是配戴N95口罩。但，因擔心員工安危，我仍請衛生局同仁盡一切努力調度比N95更高階的配備，送進醫院，提供給照顧SARS病人的醫護，而A棟人員，雖在綠區、不是照顧感染者，我亦指示盡量都配戴N95口罩。

我非常關心員工防護物資狀況，經常與進入醫院之專家及院內人員保持聯絡，經常問：N95還夠不夠。4月25日至

5月8日期間，同仁每一日均辦理各項物資支援並記錄追蹤，例如，4月25日提供P100防毒面具300個及高效率濾棉1,000個（比N95更高階之防護裝備）、N95口罩7,470個、防水隔離衣200件、非防水隔離衣10,000件、體溫計1,200件、耳溫槍30支、免疫球蛋白（IVIG）1,000支、護目鏡370個等；相關資料於監察院報告可查閱。

　　法院當時亦有詢問多位證人所看到的員工配戴情形，依法院判決書內記載，證人表示4月24日進入院內時看到A棟的人有戴N95口罩、B棟早期有N95口罩、外科手術式的防護衣，看到有人有戴眼罩、面罩、P100口罩，後來就看到有連身式白色防護衣，且其他的防護設備愈來愈多等。

　　4月27日晚間，市府顧問葉金川前局長進駐和平醫院。本人掛心何以各種訊息非常混亂，到底員工狀況如何，請求一同進入了解。當時葉金川教授即是配戴N95口罩。本人亦要求依照科學建議，配戴N95。惟負責準備之同仁表示，戴N95難以講話，因而特別找來該裝備，可接擴音器，方便在院內溝通。該黑色塑膠面罩並無過濾功能，不是防毒面具，其設計應接上氧氣筒，卻被改接擴音器，是一個危險的烏龍；配戴它還能呼吸，表示是透過面部縫隙而直接吸入外部空氣。一番好意，但大家都沒有經驗。

　　黑色面罩或許很難看也很烏龍，但，跟員工有沒有防護配備是兩回事。關於後者，法院、監察院都已徹底調查過並留有證據，應依據事實。本人已對不實誹謗提起司法告訴。

試煉帶來的精進與韌性

在封院之傷痛經歷之餘，SARS洗禮帶給臺灣諸多精進。臺灣在抗SARS過程累積執行傳染病防治法以進行防堵清零之實戰經驗—針對病例之措施，有全民量體溫、設立醫院發燒篩檢站、制定檢疫、疫調等全套防疫標準作業；針對大眾之措施，則包括在各類場所進行體溫量測與出入管制、企業實施分艙分流風險管理、全民戴口罩，以及必要時之封院、封街。此外，已開展一體健康雛形，例如行政院游院長邀請李明亮擔任抗煞總指揮，加強跨部會協調，其後將指揮中心正式入法，也建立紓困預算之法源依據與運作模式等。

SARS的教訓，是三大清零策略缺了最前端的一項，亦即未能及早嚴管邊境，實是寶貴一課。此外，也體認到防疫人力與資源不足；醫院過度績效導向，在系統上埋伏感染弱點，以及醫院感染管控認知與量能嚴重欠缺；資訊混亂之問題等。

SARS之後，民氣可用，展開諸多精進措施，包括：建立防疫醫師制度、強化檢驗能力，並強化區域動員體系；修訂傳染病防治法，明訂中央流行疫情指揮中心之功能與法律地位，建立統一發言機制、禁止散布疫情謠言，強化醫院感控防疫並納入訪查、評鑑，以及進行後SARS醫療體系及醫學教育改革，推動以社區與全人健康為導向的醫院評鑑改革、社區醫療群家庭醫師制度與健康促進醫院模式等。另，亦積極爭取，於2009年1月13日獲正式納入IHR運作體系，成為全球防疫安全網之一員，與國際同步獲得資訊，使臺灣防疫安全更有保障。

Part II

迎戰

―――― 第**5**章 ――――

2020-2022臺灣疫情解碼

從榮耀、破口到洩洪

迄2022年7月24日止，指揮中心公布臺灣新冠確診病例數已達4,430,583例，其中8,596人死亡。**圖5-1**（見**p.7**）顯示每日發生率、死亡率在三年之變化以及與全球之比較。

新冠驟然成為全民頭號死因

2020的榮耀：

臺灣於2020年1月21日公布第一例新冠確診病例，為武漢返臺的境外移入病例；第一例本土病例於2020年1月28日確診，為臺商之家人。

2020年，臺灣計802名新冠確診病例，其中707例（88.2％）為境外移入；共7例死亡（4例為境外移入）。以境外病例為主，病例致死率為0.87％，僅為全球致死率

（2.24％）之四成不到。

2021 的破口：

2021年計新增16,248名新冠確診病例，其中1,689例（10.4％）為境外移入；共843例死亡（8例為境外移入）。疫情轉為境內為主，病例致死率高達5.19％，為全球同期致死率（1.73％）之三倍。**圖5-2**（見**p.8**）為臺灣每日病例致死率與國際之比較。

2022 的洩洪：

2022年迄7月24日，計新增4,413,533名新冠確診病例，其中僅16,068例（0.4％）為境外移入；共7,746例死亡（3例為境外移入）。本土疫情大爆發主要在4月1日實施新臺灣模式以後。病例致死率為0.18％，為全球同期致死率（0.34％）之53％，惟，與防疫政策相似之國家相比，高於日本（0.14％）、紐西蘭（0.09％）、南韓（0.10％）、新加坡（0.05％）。每日病例致死率比較可參閱**圖5-2**（見**p.8**）。

依指揮中心所公布之日期，臺灣單日確診數（含境外移入）高峰是出現在2022年5月27日，新增94,855例確診（相當於每百萬人口3,975例）；而新冠死亡數單日高峰出現在6月10日，213人死亡。一天有213人死於新冠是有多高呢？依2020年臺灣之死亡統計，所有死因合計平均每日有474人死亡，213人相當於其45％，這已超過頭號殺手癌症造成之平均每日死亡數137人。疫情肆虐下，新冠躍上全民重要死因、甚至頭

號死因。

反思：有沒有更好的共存做法與時機？

臺灣在2020、2021兩年係實施清零策略，即使2022全球已進入Omicron變異株主流時代，春節返鄉潮使境外移入與本土病例數皆再度上升，各界齊喊：清零已經不可能！然而，在地方政府採擴大檢驗、疫調與匡列的積極作爲下，迄春節仍有效侷限疫情，並無西方國家之失控。

惟行政院蘇院長於2022年4月1日宣布改採「新臺灣模式」，堅持正常生活，放寬防疫措施，拒絕剎車。每日發生率由兩年來長期低於全球平均值，轉而迅速於2022年4月23日首度超越全球；而每日新冠死亡率亦出現斷崖式上升，由兩年來長期低於全球平均值（僅2021年6月11日因Alpha疫情曾達到與全球平均值一樣高），於2022年5月9日超越全球。

依1-7月死亡率推估，臺灣2022之新冠死亡率，將超過2021年全球之新冠平均死亡率，與佛系瑞典的2021年新冠死亡率相近，並達瑞典2020年之七成（可參看**圖1-1**，見**p.2**）。以下分年回顧。

第**6**章

2020新冠第一局之榮光與陰影

延續SARS經驗，享253天零本土佳績

2020年臺灣面對對岸疫情，立即啓動邊境管制，並以健保卡連結出入境資料，強化病例偵測、疫調與隔離／檢疫措施，民眾則自主戴口罩，在此清零模式下，迅速清零；3月19日起對全世界鎖國，大致維持偏安局面，全年802名新冠確診病例中，707例（88.2％）爲境外移入，共7例死亡（4例爲境外移入）。

2020防疫作爲如下——

1.迅速啓動防疫系統因應作爲：

有SARS經驗與歷任政府持續改革精進，臺灣防疫單位在聽聞疑似又有不明肺炎在對岸發生時，已開始繃緊神經，於2019年12月31日IHR接獲中國大陸有非典型肺炎病例通報，

便立即啓動對武漢來臺班機的登機檢疫、並函請醫療院所通報、以對岸公布之基因序列發展檢驗與啓動指定實驗室、於1月13日核定第一版「因應嚴重特殊傳染性肺炎疫情整備應變計畫」、1月15日正式公告嚴重特殊傳染性肺炎爲法定傳染病、1月20日成立中央流行疫情指揮中心並隨疫情進展於2月27日升爲一級開設，由行政院院長指派衛生福利部部長陳時中擔任指揮官。

2. 邊境管制：

邊境管制係隨疫情逐步提高即擴大範圍。第一例境外移入病例於1月20日由登機檢疫發現、隔日確診，1月23日起停飛國籍航空武漢直航班機、禁止居住在武漢的中國人入境，1月26日起禁止湖北陸人入境，2月6日起，國人如有中港澳旅遊史，需居家檢疫14天。惟，當疫情熱區轉至日韓及西方國家，則是經各界極力呼籲後，終於決定自3月19日起全面限制非本國籍人士入境、所有入境者一率檢疫14天。

3. 針對病例之措施：

在2020初始，除啓動邊境管制措施，並連結移民署入境大數據與健保雲端資料庫，供醫界查詢病人旅遊史，辨識病人是否爲高風險地區入境者，期加強發現境外移入病例，據以進行疫調、隔離等阻斷措施。醫界擔心重演SARS院內感染悲劇，高度配合，在彰化縣衛生局率先要求轄內醫療機構春節後所有人入院皆須戴口罩之後，全臺醫療機構比照啓動，並承

SARS經驗設院外發燒篩檢站、啓動紅黃綠動線分流管制等，防疫管控相當嚴密。

4. 針對大眾之措施：

民眾與各場所則自發性展開戴口罩、量體溫等措施。

第一名死亡病例白牌司機在2月15日死後確診、經查1月15日已發病，第二例死亡病例為2月6日發病，第三例死亡病例於2月21日發病，三人皆未曾出國，顯示最慢在2020年初已有病例進入臺灣，並造成零星傳播。可見此次邊境管制看似啓動得快又早，但採漸進式，至2月6日才對高風險回臺執行居家檢疫14天，仍來不及完全阻斷。

然而，透過地方政府、醫界與全民的自發性「超前部署」，用積極的「針對病例」與「針對大眾」的措施，有效侷限了初期滲入病例的擴散。其後，4月初春假人潮湧現與磐石艦36人群聚，使基層大拉警告，各急診與診所展開擴大檢驗，民眾亦緊縮活動，展現臺灣社會的防疫韌性，結果有驚無險、促進了清零，自其後至12月，創下連續253天零本土病例之佳績。

濫權自大，埋下破口引信

在第一年風光的防疫表現下，有幾個治理上的陰影，埋下引爆次年5月疫情之引信：

1. 口罩之亂，看出誰超前部署：

國人在2020年春節期間已開始主動購買佩戴口罩，出現口罩缺貨。有抗煞經驗的前總統馬英九，與總統蔡英文在法鼓山除夕撞鐘祈福活動同臺，前者全程配戴口罩、後者未戴口罩；馬前總統認為公眾人物應該做正面示範，總統府則正式回應：毋須過度恐慌，公眾人物不要冒充專家。行政院與指揮中心亦於媒體大肆宣導表示尚不需戴口罩、只有病人應該戴，顯示所謂專家，對新冠無症狀傳播特性渾然無知，是靠在野者與民間撐起這道牆。在口罩供不應求之下，指揮中心到4月1日僅肯公布「社交距離注意事項」（在室內應保持1.5公尺；室外保持1公尺距離），仍不肯承認戴口罩對個人防護之重要性，直到蔡英文總統、蘇貞昌院長在4月2日、5日，因視察指揮中心無法達成剛公布的社交距離規定，才終於第一次公開戴上口罩。口罩之亂證實人民智慧與在野人士支持防疫的態度，甚至超前政府，是社區防疫韌性的核心支柱，不像其他國家在野者常是抗議防疫、反對戴口罩。

2. 邊境管制只想針對一國：

對於對岸再度發生不明肺炎疫情，臺灣的反應毫不猶豫；然而當疫情熱區在2月轉到日韓、3月轉到歐美，已出現完全不同態度，不肯對新的熱區比照禁止非本國籍或無居留證人士入境、國人入境檢疫14天。指揮官在3月初、3月中至少兩度公開表達希望「力求不鎖國也能兼顧防疫」，在各界大聲疾呼

下，到3月18日因境外移入高達21例，才由外交部宣布自3月19日起實施全面的「鎖國」—禁止外國人士入境、國人入境一律檢疫14天。此一決定至爲關鍵，幫臺灣換得4月社區清零後的偏安。不料，年底至2021第一季間，卻又遭指揮官親手毀壞。

3.返臺人權差別待遇：

對於滯留湖北的臺商以及具合法居留身分、過年期間到對岸探親而滯留之陸配子女（俗稱「小明」），遲遲未准返臺，聲稱其會造成醫療崩潰等。然疫情熱區轉到歐美、乃至其後迄今各傳播力更強之變異株出現，國人皆可不限人數返臺，境外移入確診人數持續增加、居家檢疫人數甚至曾達同時有近六萬人，從不擔心醫療資源崩潰，有明顯差別待遇。第二班武漢包機協商至3月才返臺，迄9月仍有10名未成年「小明」滯留大陸。而在動輒抹紅的霸凌惡風之下，嚴肅的人權與濫權爭議極難得到客觀討論與審視。

4.侷限自捆的檢驗政策：

新冠病毒能在潛伏期及無症狀時傳播的特性，使檢驗對防疫至關重要。三大類檢驗各有優點與盲點，且需搭配疾病時程，例如，感染後太早驗會驗不出來（假陰性），而太晚則須輔以抗體檢測；正確駕馭、搭配運用，始能達最佳效益。然而指揮中心團隊，似無人懂檢驗，加上意識形態抗拒，形成最大罩門，欠缺一套檢驗政策，不論在可用檢驗類別、採檢方式、

收費、執行時機等，皆違反科學，且嚴重自捆手腳，既無知又霸道，自費檢驗價格更幾乎是全球最高，害全民付出慘痛代價。

例如，在野黨呼籲入境應普篩，政府卻視之如毒蛇猛獸，發起大內宣，稱檢驗恐假陰性會漏掉病例（但沒驗更是全部漏掉，怕漏應重複驗）且假陽性會害醫療崩潰（事實上PCR優點是假陽性極低），無知可笑至極。不普篩又容許在家檢疫，易造成社區破口，難怪有指揮中心專家稱其實2020年曾發生過10次社區感染！

其後，2020下半年曾發生印尼移工大舉帶入100多例確診、英國變異株開始肆虐，但政府卻僅啟動對菲律賓入境者篩檢，直至2021年6月底Delta侵入社區才自7月2日起啟動入境普篩。然檢驗時間點設計錯誤（沒有落地篩、早篩），導致接連發生機場與檢疫旅館群聚事件。

此外，公費採檢限PCR，且原則上須具備TOCC（旅遊史、職業史、接觸史、群聚史），加上症狀，作為通報條件，有通報才可公費送驗。雖然有時會下令放寬採檢，但在2020連續加零、尤其是彰化縣衛生局採檢無症狀高風險者遭指揮官下令政風調查與網軍鐵蹄撻伐，造成醫界寒蟬效應，不敢輕易採檢，使得2021年5月當病毒早已攻陷雙北社區，醫療資源最豐沛的首善之區卻未能及早發現。

而核准使用之檢驗方法，在5月疫情之前，僅有PCR，限指定醫院採檢，與國外社區採檢站、得來速、家庭快篩或池化（pooling）檢驗之做法不同。設計錯誤，甚至常在密閉室內空

間執行，導致採檢時醫療人員需全副武裝，做一例換一次裝，笨重費事成本高。

官方實驗室採用老式傳統PCR、速度慢且無法即時做基因定序，且因反對檢驗，並未在社區推廣快速方便之現場檢驗做法（point-of-care testing），疫情爆發後民眾與企業僅能用昂貴自費快篩自救。

圖6-1（見p.9）顯示，與已開發國家相比，即使到2021年底，臺灣每日每千人之檢驗量仍敬陪各國末座，與同樣清零路線的國家（例如紐西蘭、澳洲）相比亦嚴重偏低；而在2021年Alpha疫情爆發期間，亦未能有效上升，造成最嚴重的防疫障礙。

5. 濫權政風，完美預告五月風暴：

傳染病防治法第5條明訂，中央與地方主管機關皆有流行疫情監視、調查、檢驗之責。然指揮中心並未依法建立新型感染症之流行病學資料，亦未監測社區盛行率。為了解入境者、接觸者及其同住家人之感染情形，包括感染發生於何時、病毒何時檢出、何時消失、何時傳染力最強、檢疫14天是否為最適天數、醫護受感染狀況等，彰化縣衛生局秉權責與臺大公共衛生學院合作進行調查，相關人員受檢流程比照檢疫期間有症狀者處理。此舉引起指揮官不悅，於防疫記者會宣布將彰化縣衛生局移送政風調查，網軍亦出動大戰，引發群情譁然。調查結果，彰化縣做法違反指揮官政策，但並無違法，亦無法可罰。惟彰化縣調查顯示臺灣無顯著社區感染，指揮中心知悉

後，反而又大力要求其公布，引來順時中逆時中結局大不同之批評。

指揮中心濫權懲罰地方政府防疫，有兩大重要意義：

一是指揮中心要威濫權，卻未虛心學會該調查真正重要之發現：4到7月起做「3日檢」（入境後第三天驗），檢驗1,400人，無一陽性；自8月改「10日檢」，只做到37人就揪出一名陽性確診少年！此發現，與2020年5月內科醫學年鑑登出之研究結果一致：接觸後三天內所做PCR檢驗，假陰性比率高達近100％（也就是幾乎全部驗不出來），但若在第7至10天驗，假陰性則降到25％以下（有超過75％的感染者可被驗出來），因此，三天內的檢驗，若陰性根本不能採信，不能藉以取代檢疫或縮短檢疫；而這正是指揮官另一濫權肇禍的關鍵——擅自弄一個3+11，以第三天檢驗陰性作為縮短機組員檢疫的配套，結果科學上完全錯誤，也釀成大禍。

另一意義是威權下的寒蟬效應。政風報告指彰化縣兩項「瑕疵」是：檢驗無症狀者之舉，違反指揮中心政策，以及把檢疫中的人送去檢驗恐造成傳播（但這其實本來就有SOP）。如此殘暴處置逆時鐘的無症狀篩檢，全臺醫師看在眼裡，從此更加緊縮，不敢妄加探檢。如圖6-1（見p.9）所示，2020年10-11月每日檢驗量大多在每千人0.01個檢驗或更低，等於一天全臺僅做兩三百個檢驗，比同期南非（每千人0.34個）、印度（千分之0.76）更低。臨床檢驗幾近於停擺，哨兵不敢張開眼睛，當邊境產生破口、病毒已在社區嚴重擴散時，就無法及早診斷出來，埋好了疫情大爆發的引信。

—————— 第 **7** 章 ——————

2021五月破口，曝連環疏漏

醫院群聚處置錯誤，賠上全臺春節商機

2021年1月初，部立桃園醫院（簡稱部桃）醫師照顧境外移入病人遭感染，發燒仍工作及趴趴走，引發醫院群聚事件，總計21人感染。人數不多，但超過一半（12人）爲家庭感染、1人在第二家醫院感染，且虛耗44天才結束，遠超過SARS時和平醫院事件之處理時間，並波及另一醫院，致死率高達9.5%，更造成全臺春節大活動大多取消，損失商機達數百億以上。

1.耍暖輕忽 延誤處置

爲什麼單純的事件會處理到產生這麼大的傷害？

首先是反覆出現的高風險工作者**健康管理不落實**情況，耽誤疫情且徒增社區足跡。這在之前零星的機組員感染已經發

生，卻從未改善，後來的諾富特旅館事件也再重演一次。被動等當事人通報非常不可靠，應改採定期主動電子詢問或以例行檢驗方式為之。

其次是源於專業不足與傲慢大意產生**對檢驗、匡列及接觸者居家隔離處所的錯誤處置**。在發現兩名確診後，雖擴大採檢400多人，卻堅持不對全院完整普篩，且把一次陰性就當作沒事。在匡列接觸者隔離時，又自劃狹小紅區，忽略住院醫師會全院走動的工作性質，且堅不接受空氣傳播之科學事實，以近距離、長時間密切接觸之嚴格定義，僅匡列39人居家隔離，且不論居家隔離或自主健康管理，皆在居家為之，而非當時對入境者安排的一人一戶或集中檢疫一人一室方式，導致一位**護理師付出全家7人感染、婆婆去世的代價**，而且家屬發病，都會造成非常可觀的社區足跡，不僅桃園，整個北部生活圈都人心惶惶。指揮官自身也感到緊張，在其強烈建議下，全臺春節大型活動紛紛宣布取消或延後。

防疫如防火，講求的是速度與徹底，然而，指揮官卻反而大展暖男作風，要證明能用自己最緩和、漸進的方式，就足以搞定，或許正想展示和SARS時期封院完全不同的做法。結果就坐等時間流失，不但耗費三倍時間，也使得衝擊更擴大：在1月12-18日陸續出現未匡列之醫護發病、1月19-20日輪到醫護之家人發病、1月22-24日則是出院病人與其家人發病，都是等著發病，才知道醫院這裡也是紅區、那裡也是紅區，範圍一擴、再擴，而且，無視醫院裡醫護作業形式不同（醫師的工作通常跨數個病房、甚至病棟），接觸者根本都匡列得不夠，到

1月24日，指揮官終於不得不承認，原來全院都是紅區！這時才緊急回溯匡列已經出院之病人，約5,000人居家隔離；而自1月6日起曾至部桃門診、急診就醫之病人及工作人員，皆列入自主健康管理對象。

2. 不容異聲，陸海空大舉出征

本人於1月22日以過去參與防疫之經驗，示警四項錯誤，包括接觸者應採一人一戶或入住檢疫旅館方式而非在家隔離；不應讓病人出院至社區；院內或轉院但尚未發病者應一人一室（而已確診者，狀態同為確診、同一群聚，反而可以集中收治）；社區須擴大採檢。皆是具體建議，卻立即遭親綠媒體及網軍展開鋪天蓋地、連續10天在所有新聞與談話性節目不間斷的焦土式霸凌。然而，本人所指出的問題，卻都不幸言中。最後，指揮中心才終於緊急尋找醫護集中檢疫處所，並修正其後的接觸者居家隔離SOP，自2月27日起正式比照入境，一人一戶；以及進行全院人員普篩、環境採檢，以徹底清零。但，泡湯的春節商機已經無可挽回了。

3. 院長呼籲：「戰士沒有選擇戰場的權利」

此次事件中，醫療職場之勞工安全、醫護家人之安全與醫事人員專業倫理間的複雜張力亦再度浮現。保護醫護的重要配套包括及早接種疫苗、做好防疫管控，給予充足教育訓練與防護，強化環境安全，給予充足人力與待遇，保護醫護家人等，這些應該及早部署、落實。

　　但，在緊急危難之下，當病人如海浪般湧上來，全球有非常多令人不捨又感佩的例子。例如，2020第一波遭遇病毒重創時，美國有醫護只戴一般醫療口罩、穿著用垃圾袋製作成的簡便防護衣，就在前線照顧新冠感染病人，令人看了心痛不忍。一位紐約朋友的兒子被指派進加護病房照顧新冠重症，沒有N95，她焦急的張羅N95；問她不能不上陣嗎？她說兒子堅持依指派去救人。沒有人願意看到這樣的慘境發生，但，瘟疫無情，誰會想到在醫療最發達的紐約，會發生連N95都不夠的窘況！而在義大利最先進的米蘭，則是必須讓還沒正式考過執照的1萬名醫科生緊急提早上陣服務。

　　疫情下的醫療，危厄而充滿太多不得已，這也是為何各地人們對醫護更加充滿尊敬與感激。

　　此次身處疫情第一線的部立桃園醫院院長，於1月19日在臉書公開寫下「戰士沒有選擇戰場的權利」親筆信、受到各界廣為流傳，其後，臺大醫院院長也於5月24日疫情期間寫道：「所有的重大災難，都是一面照妖鏡！……聽聞有少數科別之住院醫師，把自己當成局外人，甚至藉機放長假……。我要重申醫道即人道，想要在醫學生涯走得遠，必須要培養團隊及體系意識，學習配合。」帶著一群與病毒艱苦搏鬥的醫護、需要更多人力支援，同時還要面對著一心想逃離戰場的員工，院長們的處境，有多煎熬！

　　SARS封院時，為避免疫情傳播給醫護家人及社區，行政院依衛生署建議，宣布召回所有醫護，結果就有醫師滯留社區、不肯回院。這不也正是前述院長們所困擾的類似狀況？

　　當時不肯回院的醫師，遭不平人士向媒體爆料，在當時引起社會批評聲浪，媒體冠以落跑醫師罵名，各界要求政府嚴處。但令人意外的是，經過近20年，如今在疫情期間，又是人民與醫護最需要充足人力並肩作戰時，監察院國家人權委員會竟在此時突然立案要為當年抗命落跑的醫師平反、爭取落跑的「人權」，顯得何其突兀與失格。到底，監察院怎麼了？

3+11破口，雙北力挽狂瀾

I. 未思檢討，錯失契機

　　部桃事件之後，臺灣又度過約50天連續加零。部桃事件警訊是：傳播力比不上Alpha變異株的小破口，已足以釀出超高致死率（近10％）與重大經濟創傷。本應立即檢討相關錯誤，並補強原本簡略的整備應變計畫，加速疫苗接種，並預想大、中、小規模社區疫情時之應變管制模式及病人救治所需各項資源整備。全球疫情進入第二年，已有豐富之國際經驗可參考，然而，指揮中心並未痛定思痛，也錯失最後一個免於大難的契機。

　　2021年4月20日，臺灣爆發重大本土疫情（以下簡稱「5月疫情」），迄11月1日共新增14,527名本土病例，其中830人死亡，致死率5.7％，為全球同期平均值（1.8％）之3.2倍，高於同期絕大多數國家。全臺三級警戒自5月19日至7月26日歷時69天，而二級警戒自5月11日起延續至2022年，春節後尚未解除。

2. 指揮中心追華航清零，不知疫情早在北部擴散

　　此波疫情從在4月20日確診了兩名機組人員感染，其後發現該航空公司多名機組員及家人感染；4月29日諾富特檢疫旅館一主管於發病12日後才確診，緊急撤離約412人，陸續查出數名員工已感染；5月11日確診宜蘭遊藝場5人群聚及新北蘆洲1名獅子會人士，皆為感染源不明之本土病例，乃提升疫情警戒至第二級。其中，宜蘭縣是因早已因應疫情事先採購快速PCR檢驗儀，而能自行逆時鐘對接觸者漏夜採檢，一次查出5例。5月12日萬華兩家茶藝館同時確診有不明來源病例，各界討論是否應視為單周三件以上社區群聚，升為三級。此時股市開始波動，5月13日再發現與蘆洲及萬華相關合計13例，指揮官同日宣布，宜蘭、蘆洲群聚、萬華與諾富特及機師基因定序相同，「暫無升級需要」。

　　然隨疫情升溫及臺北市、新北市先後於5月13日、17日自行尋求民間資源，逆時鐘啟動社區快篩站。檢驗陽性率曾高達臺北市10.5％、新北市5％；而隨著檢驗使病毒現形，在5月14、15、16、17日接連揪出29、180、206、333例本土病例。指揮中心在未告知當事人的情況下，在個人健保檔案註記「萬華旅遊史」作為高風險標記，使得2003與2021兩度受SARS一代與二代病毒所苦的萬華，再次受到疾病烙印，挨轟侵犯人權。但，感染者持續被發現，也顯見在指揮中心對檢驗綁手綁腳的政策下，耽誤發現，雙北已遭病毒侵入、浸潤一段時日。

3. 雙北聯手超前升級，力踩剎車

　　在雙北市長焦急呼籲下，指揮中心於5月15日同意將雙北

升為三級警戒，關閉大型群聚場所。然5月15、16日之全國大會考照常舉行。為防其潛在傳播效應擴大，雙北市長於16日宣布自次日（周一）起高三和國三生停課，旋即，又因校園師生確診，於17日擴大宣布自次日起高中以下學校全面停課至28日。此時多個縣市皆已出現群聚，連執政黨之縣市長亦深感焦慮，指揮中心於5月19日宣布全國皆提升至三級警戒，教育部同日宣布全國各級學校停課。

可看出自5月11日發現社區傳播，不論是針對病例、或針對大眾之措施，皆仰賴地方政府積極快速採取動作因應，指揮中心完全處於被動，甚至又擔心影響股市而反對升三級。不僅如此，這段期間，雙北市長及各界（包含本人）亦嚴肅討論是否升至四級警戒（俗稱封城），也就是暫停非社會必要功能行業之上班、管制購物時段等，以凍結社區傳播、爭取時間普篩，加速疫情降溫。惟決策人士擔心停止上班衝擊全球供應鏈，仍暫審慎觀望。

4.民眾發起自主「類封城」

本人建議，若政府不做，則至少由全民「類封城」或「自主封城」，自願性宅在家、減少外出。幾位專家也認為應嚴肅考慮封城。一位網友在推特呼籲：「看好了世界，臺灣人只示範一次，在兩周內解除三級」，引起媒體廣大迴響，激發年輕世代與全民共同宅在家幫助防疫。自疫情後第一個周末5月15、16日起，媒體在各周末均拍攝到雙北宛若空城，街道、車站、商店皆幾乎完全無人無車。在病例「發病日」分布圖，可

看到5月22日起7天一週期的波谷、後面跟隨著陡升的波峰，應即是周末不上班不上街、周一上班之效應。可看出在針對大眾之措施上，國人展現高度公民素養與社會凝聚力，與政府互補，達到接近封城之防疫效果。

5. 致死率、倉促死與超額死三高

有體系的傳染病防治法為基礎、加上地方政府、醫療衛生體系與民眾全員迅速行動，合力遏止疫情持續擴大、設法清零，而非向疫情投降、佛系共存，使得臺灣這一波之全人口死亡率，盡量壓在全球平均水準。但，病例致死率、倉促死比率與超額死亡數，仍創下三高現象，凸顯在疫情的第二年，整個防疫體系仍十分破陋。以下說明這三項死亡之狀況，並於下一節進一步分析其原因。

如前述，臺灣這波5月疫情，迄11月1日共新增14,527名本土病例，其中830人死亡，病例致死率5.7%，為全球同期平均值（1.8%）之3.2倍，高於同期絕大多數國家，也就是說，在臺灣得到新冠感染，比較沒有辦法被救活，而且情況比起連醫療資源非常不足的開發中國家都算進去的全球平均值，還要高出二倍。

就指揮中心公布的死亡資料進一步分析，更可看到確診死亡者，有死得太快、死得不明不白、死得太年輕的悲慘現象。據指揮中心迄6月8日止之統計，297位新冠死亡者當中，高達18.2%是死後確診，4.7%在死亡當天確診，33.3%在診斷後1-4天內死亡，僅有12.1%在診斷後存活超過11天。

　　圖 **7-1**（見 **p.10**）爲臺灣新冠疫情致死率與 5 月額外死亡衝擊。本書採用 Our World in Data 之預測模式所估算之總死因「超額死亡數」（簡稱超額死亡；即以 2015-2019 之死亡率趨勢，預測 2020 之後各期間若無疫情影響時總死因死亡人數，以實際死亡人數和預期人數相減，可計算超出或減少多少死亡；國際爲相同目的所發展出的幾個統計預測，其預估之結果相當接近）。

　　臺灣在 2021 年 5 至 7 月期間出現正的超額死亡（即實際死亡比預期高），其中 6 月最明顯，超額死亡達預期死亡之 15.29％，合計 5-7 月的超額死亡人數共達 2,726 人，是同期所公布的新冠死亡數（775 死）之 3.5 倍。顯示有非常可觀之死亡黑數，與檢驗做得不夠有關，以及有一部分是因疫情造成醫療排擠而死亡，這才是眞正的死亡衝擊全貌，而 830 名新冠死亡的官方冷數字僅是浮出水面的那一部分而已！

五大關卡全失守，釀致死率、倉促死與超額死三高

　　防疫已經進入第二年，爲何臺灣的破口，會在短短三個月造成兩千多人的超額死亡，病例致死率也創下 2021 年全球最高國家之一？爲什麼那麼高比率的病人匆匆死亡、來不及救？難道臺灣的醫療水準有問題嗎？既然實施鎖國，病毒又是怎麼在大家沒有預期之下溜進來，而且在社區浸淫一段時間了？以下，從防疫體系的預防、偵測到治療各個關卡，以相關事實，檢視其關鍵缺失與政府治理責任，剖析病毒如何突破邊境、進

入社區燜燒、乃至爆發後檢驗與治療資源的困窘，造成醫療崩潰、致死率高於全球的不幸。

1. 防疫整備應變不足，嚴重怠忽法定職守

2020年初訂定之應變整備計畫，過於簡略，且未依疫情進展更新充實。

防疫應變與物資整備之職責，明訂於「中央流行疫情指揮中心實施辦法」第三條，其任務包括「一、疫情監測資訊之研判、防疫應變政策之制訂及其推動」、「二、防疫應變所需之資源、設備及相關機關（構）人員等之統籌與整合」；以及傳染病防治法第5條中央主管機關權責「（一）、訂定傳染病防治政策及計畫，包括預防接種、傳染病預防、流行疫情監視、通報、調查、檢驗、處理、檢疫、演習、分級動員、訓練及儲備防疫藥品、器材、防護裝備等措施」。

未參考國際疫情與醫藥進展，善用2020清零期間，就前述法定項目一一強化整備，迄部桃群聚付出慘痛代價，仍不檢討，致5月疫情時，資源嚴重欠缺，應變慌亂失措。迄2022年1月所公告之應變整備計畫仍是2020年2月28日版本。

2. 放寬檢疫3+11，邊境管制疏漏多

（1）擅改檢疫規定，釀邊境破口：

依前述指揮中心實施辦法第三條之任務三，入出國（境）管制、居家檢疫、機場與港口管制等，為指揮中心任務。

攸關國門安危的機組員檢疫規範，未經專家會議，逕行做違反科學之放寬；交通部自2021年1月1日起及3月12日起分別依疾管署新聞稿、指揮中心會議記錄將檢疫日數調降為7（天檢疫）+7（天自主健康管理）、5+9，復於4月15日依據指揮中心新聞稿，調為3+11。違反科學的3+11並沒有經過專家會議。

面對各界追問3+11到底是誰決定的、如何決定的，指揮官說法一變再變，最後說：「3+11我負責」，並否認3+11為破口。

（2）檢疫旅館疏於管理，搭起邊境到社區之橋樑：

依指揮中心「防疫旅宿設置及管理」規定，地方政府應督導防疫旅宿之管理，並應依檢核表至少每月進行一次抽核，檢核結果留存地方政府備查。中央則應督導地方執行狀況。

民眾2月向指揮中心檢舉該旅館違規混住，未獲處理，指揮官稱病毒跑比公文快。

諾富特旅館一主管發病後延誤12天才確診，未依管理規定落實健康管理以及做內部通報，但指揮官反怪罪基層醫師太慢送檢。

指揮中心4月30日宣布將進行防疫旅宿總體檢，請地方政府完成查核。

3.緊縮檢驗，阻礙病例發現

（1）疫情偵測失靈

傳染病防治法第26條規定中央主管機關應「建立流行疫情

監視、預警及防疫資源系統」。該系統顯然不完整、未積極運作，致疫情已在萬華發生一段時間，卻未能察覺。

2021疫情爆發前，全臺每日檢驗量僅在每1,000人驗0.01-0.02人（見圖**6-1**，**p.9**），約每日做250-500個檢驗。而在疫情爆發後，雖增加到1,000人驗0.75人（每日一萬多），但與紐西蘭在疫情時的激升能力相比，僅其1/10-1/5。

發現疫情後，臺北市、新北市迅速逆時鐘啓動社區快篩站，檢驗陽性率曾高達臺北市10.5％、新北市5％，證實了因先前偵測的延誤，疫情已在社區廣泛擴散。

（2）欠缺社區清零廣篩資源

指揮中心反對篩檢、亦未備妥相關檢驗資源，致疫情爆發時，地方政府竟需靠捐贈之試劑，「逆時鐘」進行社區篩檢來揪出大量感染者。發動募款，還遭名嘴批評募款為帶風向推廣快篩。政府不準備，到疫情失控還用意識形態出征防疫最需要的科學檢驗。

（3）窘態畢露的校正回歸

在中央反對篩檢的政策下，快篩須通報及PCR複驗；通報項目繁瑣，癱瘓基層衛生醫療人力；而PCR又設備老舊、量能不足，造成確診塞車。自5月22日起出現確診數「校正回歸」現象，輿論譁然。其後，指揮中心同意快篩陰性不必通報，並以經費補助，鼓勵指定機構添購高通量PCR（核酸檢測）設備，但為時已晚。

（4）家用快篩核准得慢又貴

其他國家早已採用的居家快篩試劑，臺灣到6月中（疫情高峰已過）才核准專案進口，且售價相當高。

（5）忽視最高風險之長照機構

疫情後啟動醫院入院普篩，卻忽視長照機構是國外高致死率的重要源頭，既未給予公費快篩，亦未優先接種疫苗，導致多起群聚，傷亡慘重。

4.防疫醫療資源未籌備，民眾枉死

（1）重症潮崩潰醫療資源，醫院感染頻傳

未事先規劃大量病患之分流收治資源，而疫情延誤發現以致重症潮倏忽湧現，淹沒醫療體系，醫護求助無門；許多病人到呼吸衰竭才就醫、確診，來不及救治就死亡。

多家醫院、長照機構發生院內感染，衝擊照護人力，但社區疫情比醫院嚴重，已無封院之必要。

（2）沒有緊急收治中心，病人枉死於防疫旅館及家中

輕症緊急收治中心俗稱方艙，未準備亦未緊急設置，以不具醫療功能之旅館安置輕症病人，然新冠有相當比率病人會出現無症狀缺氧（俗稱隱形缺氧或快樂缺氧），導致病人無預警枉死於旅館，有些則因未獲確診而不明不白猝死家中或路上。

（3）未參考國際經驗準備監測資源

在各界呼籲之後，才購置血氧監測儀發放，預計6月2日送交衛生局，且整套遠距監測機制仍需要時間準備。

（4）未準備救命所需之藥品與儀器

單株抗體已證實能有效降低高危險群重症率，卻在陳培哲院士呼籲後才進行採購。

（5）賈永婕捐神器，救人反遭出征

高流量氧氣鼻導管全配系統（High Flow Nasal Cannula）能有效改善缺氧病人存活率、減少呼吸器使用人日，而使有限呼吸器達最高利用效率與救命價值，醫界引頸企盼，藝人賈永婕緊急募款於6月13日捐贈給第一線，引發熱議，政府才動起來催貨，藝人反遭名嘴、網軍出征。然距全球發生疫情早已超過一年，何以未先妥備？在5月疫情已如滾雪球般上升一個月後，才跟著藝人後面動，又怎麼來得及救人？

5. 獨鍾一味的疫苗政策，讓民眾裸身承受槍林彈雨

新冠疫苗能有效大幅降低重症率，然而，5月11日發現社區傳播時，臺灣疫苗接種率在全球吊車尾，曾接種疫苗（含僅第一劑者）比率僅0.47％，低於印度的9.8％，更遠低於英國52.37％、美國47.93％，至7月中，第一劑接種率勉強達到20％、完成兩劑者僅0.45％。民眾在未接種疫苗之情況下遭遇

疫情爆發，猶如未戴鋼盔出入於槍林彈雨，增加死傷機會。

　　疫苗研發、採購與審核疑雲重重，接種體系亂象環生。聲稱有採購，卻遲遲無法到貨，疫情肆虐下仰賴國際捐贈，但國內民間組織欲採購獲WHO認證之疫苗捐贈給政府，卻遭到嚴重拖延。迄2021年12月31日，到貨的4247.16萬劑疫苗中，政府自購僅占47.3％，國內民間捐贈占31.4％、國際捐贈占21.3％。至於疫苗分配之公平性與透明性、登記作業與執行，包括爭搶殘劑、跑到滑跤等，更是亂象環生。

　　政府執意以獨步全球、未獲國際採認的免疫橋接，在未做第三期臨床試驗（連計畫都還沒有）、品管也有疑慮的情況下核給高端EUA，不僅違反歐盟、美國、世界衛生組織之新冠疫苗EUA標準，且當時臺灣已有國際認證疫苗到貨，疫情亦已趨緩，並不符合藥事法第48-2條專案核准之條件（因應緊急公共衛生情事之需要、國內尚無適當藥物或合適替代療法）。

　　違反科學與治理倫理的疫苗，民眾與友邦敬謝不敏，總計政府採購之500萬劑高端疫苗，迄2021年12月6日僅接種144萬4千多劑、70多萬人。而不做第三期臨床試驗，拿不到國際認證，就連要捐贈友邦，也僅索馬利蘭、巴拉圭給予EUA，也就是其他友邦並不願意給予其國人接種這樣的疫苗。不僅不願意拿來接種，就連臺灣民眾接種了、要入境其他國家，在有要求需有疫苗接種證明的國家，也絕大多數不承認其接種狀態，導致必須以國際認證疫苗重新施打，成為全世界最早超前追加兩劑的一群人。

　　綜上，防疫最基本的檢驗資源始終不肯準備、不現代化，

反而為了限制檢驗，公開霸凌地方政府，導致個案發現太少、發現太慢，就算有藥物也來不及使用，導致死得太快！

在疫苗接種率還太低的情況下，病毒就已來襲，重症率自然比有疫苗防護的國家高，偏偏醫療資源準備也可說是無一到位，病例致死率當然會高！

病例黑數多，許多病人到死亡都沒診斷出來，加上疫情太晚察覺，一發現時，大批病例如潮水般湧上來，醫護措手不及，造成醫療排擠，影響到其他病人的就醫，這兩者造成超額死亡，其數量高達約2,726人，可見疫情規模比官方數字高很多。

靠著全民配合、地方政府使命必達的疫情調查、醫界的謹慎感控，雖然本土病例終於又加零，卻因為沒有透過普篩在短時間內把大多數病例查出來，而是一些一些的慢慢清，拖延甚久，公衛體系疫調累翻，而指揮官自己當然也沒有把握，心裡知道恐還有隱藏病例，導致始終不敢解除二級警戒。

傳染病防治法明訂應該事先做好整備的項目，卻沒做；已被證實有效的措施，例如廣篩或普篩、緊急收治中心，卻以意識形態傲慢排斥；在人民遭受病毒洗禮之時，有沒有採購國際疫苗交代不清，把沒有疫苗的責任推為是老共阻撓（但是老共如何擋莫德納、AZ？），又以愛臺灣之風向，強渡EUA給高端。檢驗、疫苗、醫療資源，這些狀況，有沒有因為多死了2,000多人而痛定思痛呢？

─────── 第**8**章 ───────

2022失速共存，疫情大洩洪

第一季國門防守漏洞多，惟仍勉力清零

I. 2022前兩季，疫情呈現兩樣情

　　臺灣疫情自2021年7月26日解除三級警戒後持續趨緩。當國際進入Omicron時代，亦適逢返鄉潮，指揮中心自2021年12月14日起，縮短檢疫天數。

　　第一季，1-3月持續力行清零政策，新增6,579例確診病例，其中5,206例為境外移入，占79.1％；本土病例1,373例，占20.9％。數起社區群聚大致皆獲得迅速控制。死亡人數3人，其中1名為本土病例。病例致死率為萬分之4.6。這一階段之重症率、死亡率經常被總統、行政院長、指揮官等拿來宣導，稱Omicron很輕微，稱三成無症狀、七成輕症，死亡率極低、無須恐慌，未了解境外移入病例之特性本來就是多屬商務

人士、留學生或勞工，是健康狀況佳的低風險族群，且大多已打疫苗。

防疫分水嶺大約在3月30日，因基隆小吃店及員警群聚持續擴大，指揮官與基隆市長宣布將進行類普篩，引來同陣營反彈，而縮小規模至僅篩1/3人口。4月1日行政院長蘇貞昌在立法院拋出「新臺灣模式」，高雄市、桃園市於4月初似仍嘗試清零及控管疫情，4月6日由蔡英文總統開會後拍板確認，為新臺灣模式背書，以「減災」為目標，而非全面清零，僅重症求清零，而輕症採有效管控。

第二季，4月1日新增之本土確診數為104例，惟因不再清零，不僅清明假期正常過，超大型演唱會、宗教盛會皆陸續盛大舉行，每日本土病例數一路上衝；幾天後，確診病例改採「居家」照護，而感染者隔離天數、疫調對象、接觸者居隔天數等亦一路放寬，住院標準則不斷變嚴。指揮官強調防疫策略為「全民自主應變」，單日本土病例數在4月12日破500（相當於2021疫情高峰）、4月15日破1,000、4月24日破5,000、4月28日攻破10,000、5月10日破50,000、到5月27日達到高峰94,808例。單日死亡數則自5月開始上升，於6月10日達到高峰213人。

自4月1日起，迄7月24日公布之資料，這段期間確診病例數4,406,954例，其中1,086例為境外移入，僅占0.025%，死亡人數7,743人，其中僅1名為境外移入病例。病例致死率為千分之1.8，為1-3月之3.8倍。疫情曲線如圖**8-1**（見**p.11**）。

2. 2021 第四季在清零努力下，社會秩序趨向正常

2021年自9月之後，臺灣雖無法長期連續加零，但維持清零做法，也就是持續嚴管邊境、大眾戴口罩，醫療體系亦持續加強警覺並對入院或特殊處置病人例行篩檢，維持對社區病例之偵防，一旦發現病例，皆啟動疫調、隔離／檢疫，以隔絕傳染源。其間偶有本土病例，多為舊案，且無重大群聚或擴散。指揮中心10月底宣布在二級警戒下進一步放寬部分口罩、人流與飲食規範。

圖8-2（見p.12）之谷歌社區行動大數據顯示，2021第四季臺灣民眾在工作、生活雜貨之足跡活動已回到正常，而休閒購物、交通等，亦回到接近第一年疫情下之水準，民眾之自由度與內需消費衝擊已經縮到最小。

其間，2021年12月9日發布1名中研院基因體中心P3實驗室研究人員感染。經基因定序證實為實驗室內感染事件，為臺灣繼2003年SARS之後第二起高危險病原實驗室感染事件。此案發生在國家最高研究機構，引起國內與國際之重大關注，經調查發現內部管理層層疏漏、機構與人員皆有未遵感染性生物材料管理辦法規定之情節，遭依傳染病防治法對中研院從重處以最高罰鍰15萬元。但該案經緊急清零措施，並未釀進一步災情。

因應Omicron變異株威脅，臺灣亦開打追加劑疫苗，於2021年12月2日開放供完整接種新冠疫苗滿5個月之民眾追加接種，莫德納採半劑量施打。而1月初因發生本土群聚，自

2022年1月7日起提前至第二劑疫苗滿12周（84天）即可接種。追加劑接種率急起直追、快速上升，惟65歲以上長者連接種第一劑之比率都難突破八成，遑論三劑之接種率。此外，5-11歲兒童疫苗也遲遲未開打。

3. 國際燒起Omicron之際，政府放寬入境檢疫

2021年11月26日，WHO將出現於南非的Omicron宣布為需要關注的變異株。Omicron有迥異於先前變種的嚴重免疫逃脫、且有更勝於Delta大魔王的超強傳播力，能造成大量突破性感染與再感染，全球單日確診數在聖誕節附近衝破百萬，至2022年1月19日創單日408萬例之高峰。同期間，臺灣之境外移入也開始大幅增加。

每年從聖誕節前後至農曆春節，本來就是國外民眾返鄉旺季，也都是國際疫情高點，然而，相關檢疫資源，卻年復一年，未事先準備，2021又傳出入境檢疫資源恐不足。一些專家疾呼應依量能管控入境人數，然而，指揮中心的決定恰巧相反，在最危險的時刻，採取削足適履的方式因應，於12月1日確認，因應春節返臺人潮，自12月14日起，縮短檢疫天數，推出「10+4」與「7+7」檢疫方案（後者適用於完整接種疫苗者）。

4. 12月至1月，檢疫旅館、海空港埠爆群聚，病毒進入社區

這段期間，從入境通往社區的破口，已經浮現。例如，非常高比率之境外移入病例是在第14天的出口檢驗才驗出陽

性，甚至有不少已入境2、30天才由陰轉陽性者，仍被列為境外移入，根本違反Delta與Omicron潛伏期平均3-5天之特性，而官員每天唸誦病例，卻不見因應作為。例如，光是12月14日公布的10個境外移入，就有6個是第14天才轉成陽性、1個在期滿後（入境已18天）才發病、確診，這些都應懷疑是檢疫旅館感染。指揮中心於12月16日公布桃園一家檢疫旅館出現群聚、緊急清空，其後至2022年2月11日，檢疫旅館群聚之官方數字為10家，該數字為嚴重低估。

指揮中心於1月4日公布一名本土病例為桃園機場停車場工作人員，後續發現多名工作人員確診，並經由家人感染進一步傳至銀行、餐廳、進而至工廠等，已進入社區。餐廳傳播鏈顯示，就如美國疾管署所示警的，Omicron傳播甚快；服務生接觸感染者後不到3天即再傳給客人。其間，桃園機場終於進行了大規模普篩，桃園市政府亦快馬加鞭的積極擴大疫調，力求在最短時間進行檢驗、匡列、隔離，該案至1月20日後趨於穩定。

1月20日出現高雄港新光輪群聚、1月21日驚爆桃園亞旭公司70人確診（疑與上述餐廳傳播鏈有關）。高雄港群聚有3例檢出Omicron BA.2（菲律賓株），懷疑與新光輪來臺前曾停泊馬尼拉有關。至此國人才驚覺，入境普篩竟漏了海路之防堵。高雄、桃園分別啟動港區、鄰近社區、工廠之普篩。指揮中心則迄2月25日終於同意高雄市政府之建議，先於高雄港試辦相關進港船舶船員即時進行COVID-19快篩處置。

值得注意的是，上述群聚已逼近春節假期（2月1日起），

然在快速擴大動員下，病例數並未等比級數上升。每周本土病例數從1月23-31日之200多例，於春節之後持續下降，至3月15-21日整周僅18例，且3月中旬三度出現本土加零。顯見即使面對Omicron，疫情屢有小火發生，以清零措施的加強防堵、及早偵測與有效隔離傳染源做法，對於縮小疫情規模仍非常有效，從而也避免了國人2022春節商機與假期活動受到太大衝擊、困擾。

而隨著疫情收斂，指揮中心在2月24日宣布擬3月解封，轉向「防疫經濟新模式」，預定執行1個月後再「滾動調整」，包括口罩鬆綁、入境檢疫與居家隔離天數縮短、開放商務客入境、有條件開放探病等。

5. 國門防守疏漏多，意識形態仍掛帥

2022年1-3月期間，雖有多條社區傳播鏈，惟規模尚能獲有效壓制，各周病例數均仍以境外移入數遠高於本土病例數；例如，3月22-28日這周，境外移入高達700多例。境外移入多，顯示國門壓力大，更應切實檢核這段期間之相關疏漏，強化多層次防堵，尤其應依來源國風險高、低，自落地至檢疫，均進行分艙分流，避免交叉傳染，徒增困擾；並強化檢驗量能、頻率與速度，加強偵測；而檢疫處所安排，則除了將入住者依風險高低，分址、分棟或至少做到分層以外，亦須加強空氣傳播之防範等。

其中，對於來源國風險高低之分類，可採用各國每日發生率動態（這些在網路上皆有公開資料），或我國每日入境普篩

之陽性率資料，作爲科學依據。然指揮中心仍糾結於拒絕將英美列爲高風險、對岸列爲低風險，聲稱風險都一樣，硬是雞兔同籠，增加交叉感染，心態令人不解。

臺灣2021年就有諾富特群聚之鑑，國外也早就發現檢疫旅館群聚爲重要破口。除了上述分流、檢驗等策略，改善物理環境對於減少空氣傳播亦非常重要，包括建築物的空調系統、排風管線、氣流方向與通風狀況、房門開閉、空氣過濾等，都需考量，而不是一味的只會使用勤洗手、噴酒精、擦桌子等針對腸病毒這類「接觸傳染」的手段；國外研究顯示，對於空氣傳播，通風比後者更重要。世界衛生組織、美國疾管署等，在2021年就已提出建築物通風指引。政府爲何不嚴肅看待及參考？

承認空氣傳播之重要性並正面應對之，更重要的意義，是當轉入與病毒共存的路線時，才能正確有效減少傳播，包括採用更高防護力之口罩、居家治療與居家隔離時隔離房間之選擇與因應（開窗、風扇、使用HEPA高效能濾網等），以及各類場所（尤其是學校、職場、餐廳、醫院、長照機構等）之因應，以減少病例（尤其是隱形病例以及發病初期其檢驗尚陰性之病例）所造成之傳播。政府既然認爲早晚必須與病毒共存，就更應及早學會共存的基本認識、及早提升相關應變能力。

四月放手新臺灣，要全民自主應變

1. 基隆「類普篩之亂」引自家人反彈，成防疫分水嶺

　　3月底，本土群聚又起。其中較棘手者為3月25日出現之基隆市小吃店與警局群聚，涉及海量足跡，至3月30日，已累計68例確診，指揮官陳時中趕赴基隆，與地方達成共識，宣布將對基隆36萬人（全人口）進行「類普篩」，表示可望成為臺灣首度採取該模式圍堵疫情，由市府擬定計劃後，預期1周完成社區採檢，希望抓出黑數，在第一時間圍堵疫情。陳時中並表示此事很重要，要發展未來解封後，社區有疫情時作為普篩的方式。指揮中心發言人莊人祥稍晚回應媒體表示，「類普篩」模式，是發放家用快篩，而不是社區設站方式，希望盡量不限制民眾活動；且已有共同供應契約的800萬劑家用快篩。

　　惟消息一出，引來深受執政黨倚重之何美鄉教授反彈，於臉書表示：類普篩等於是間接公布「堅持清零」的政策，茲事體大，「有與其他政府各部門討論過嗎？蘇貞昌院長知道嘛。王美花部長知道嗎？」既反對普篩、也反對清零，甚至抬出大官壓陣。媒體與網路討論熱烈。

　　受到自己陣營的壓力，基隆市長林右昌次日（31日）即縮手表示不會是強制性篩檢，是自願為主；4月3日進一步建議將計畫名稱取為「全民防疫愛心篩檢」，表彰其為民眾自願性愛心參與，而擬執行數量亦驟降至人口比例之36%，自4月5日至4月8日分區先後發放。4月8日公布實際發放了131,863

劑，快篩陽性的人數爲14人，經PCR檢驗確診人數爲11人，陽性率0.0083％，推測社區沒有大量黑數或是潛藏案例。

本案雖有另一邊批評其爲雙重標準（對彰化懲處、卻支持基隆全人口做），然，本人認爲，立意良好，可惜設計不佳，加上挨批後過度妥協，未能發揮預期效果。其設計缺失包括：

（1）Omicron傳播快，不會等人，因此應在最短時間內，一次全面發放給民眾，馬上篩、馬上得知結果，以達到阻斷效果；不應拖拖拉拉等到市長完成居家隔離、也不宜要民眾排隊領，構成行政障礙，也製造不必要群聚；且最理想應是在清明長假南北大混流之前就篩。

（2）快篩之問題在於假陰性高，應該一周內重複做2-3次，避免漏網之魚。

（3）涵蓋率應愈高愈好，最好發送到府，不應一被批評就直接降到只有36％，還要靠民眾來領，真正的高風險群可能反而無法來排或沒時間來排，導致沒有篩到重點。

（4）在完成普篩前，應搭配減少傳播之措施，例如強化戴口罩規定、呼籲民眾篩檢陰性之前避免到餐廳內用或參加大規模室內群聚。

此次類普篩，本應可作爲評估以檢驗取代部分管制性措施、快速遏止複雜傳播鏈之重要實驗，非常重要，怎奈淪爲名稱與意識形態上的角力，猶如鬧劇一場，徒具形式，難有真正

效益。在4-7月的疫情發展中，基隆市確診率仍居全臺各縣市之最高（迄7月29日累計確診率達25.3%）。

2. 愚人節宣布「新臺灣模式」，高雄、桃園還想清零

基隆「類普篩之亂」，是臺灣防疫分水嶺。到3月30日，指揮官與基隆市長原仍欲奮力一搏、試圖挽救，遭識破「還想清零」、被抬出長官來罵。3月31日旋即手軟、轉彎；緊接著4月1日，行政院長蘇貞昌在立法院就突然宣布「新臺灣模式」，使臺灣防疫從此進入不方便承認、卻是實質進行式的與病毒共存時代。

行政院長蘇貞昌4月1日回答立委李貴敏質詢時表示，要採用「防疫、經濟並行」的「新臺灣模式」，稱經兩年經驗與信心，要逐步解封；醫療資源與疫苗都充足，為盡快「過正常生活」，要冒一些成本、風險，但會隨時盯緊各種變化，並且調整因應，不是一成不變；並稱不會突然口罩也不戴、讓確診數突然大增。立委問若疫情升高是否會升三級或有封城打算？蘇貞昌表示目前沒有做這樣的規劃，也沒有到這樣的需要；只要打好疫苗，危險性很低。立委質疑，突然拋出「新臺灣模式」，過於倉促，未給產業界因應時間。

4月1日，新增之本土病例數為104例，是自2021年6月25日以來，本土病例首次破百。但，政策已轉彎，清明假期照正常過。

4月5日清明連假最後一天，本土病例數升至216例，攻破200；4月7日破300、4月9日破400、4月12日破500（相當於

2021疫情高峰）、4月15日破1,000、4月22日破3,000、4月24日破5,000、4月28日攻破10,000、5月10日破50,000，就這樣一路上衝，到5月27日達到高峰94,808例。

面對雙北市長質疑：要清零或共存，應該講清楚！4月3日蘇貞昌解釋，是「正常生活、積極防疫、穩健開放」。

雖然蘇揆明確強調「正常生活」，但，同黨的高雄與桃園兩位市長並沒有過正常清明或正常收假。鑒於4月2日國內新增160例本土個案、高雄新增9起，高雄市長陳其邁當天下午宣布清明連假防疫加嚴，暫停進塔掃墓，提供戶外桌棚讓民眾戶外祭拜；4月6日因某娛樂場所群聚再增22例，宣布將連續三日針對幾類娛樂場所進行擴大採檢。桃園市長鄭文燦則於4月4日宣布市府員工6日收假前要全員快篩，也建議企業跟進自主快篩，衛生局長王文彥則喊出快篩陽性後要「全民疫調」、主動通知5天前曾接觸者，共同守住疫情。

而4月1日至4月3日屏東縣政府在墾丁舉辦的「臺灣祭」音樂節，吸引3萬樂迷參與，但開唱兩天後，一位參加民眾接獲通知其工作地點有人確診而自行快篩確診，縣長潘孟安喊停最後一天活動，並宣布在全縣廣發快篩試劑擴大篩檢，包括音樂節現場就發逾12,000份試劑。此舉被指在「正常生活」之下，該不該只因一名確診就喊停？相關標準與配套在哪裡？引發正反討論。

可以看出，不僅基隆市，連桃園、高雄、屏東，執政黨的縣市長對於放下防疫，也都有不安！

3. 蔡總統親自拍板：不清零，要減災

　　據媒體引述蔡英文總統臉書報導，蔡總統於4月6日清明連假後上班第一天，邀集副總統賴清德、前副總統陳建仁、行政院長蘇貞昌、中央疫情中心指揮官陳時中、臺大副校長張上淳、疾管署長周志浩，以及「守護邊境防疫」的桃園市長鄭文燦、高雄市長陳其邁召開防疫策略會議，交換意見，「達成高度共識」（可見原本沒有共識）。

　　總統指示：面對Omicron病毒株以輕症，甚至無症狀為主的快速傳播模式，臺灣的防疫策略，應該持續以「減災」為目標，而非全面的清零；更不是放任病毒肆虐式的「與病毒共存」，而是有效的疫情控管。蔡總統表示現階段目標，就是「重症求清零、有效管控輕症」，就是透過積極防疫、穩健開放的「新臺灣模式」，兼顧國家經濟發展與國民正常生活。

　　外界揣測是否在對兩位市長下指導棋或要給予額外防疫支持，並抱怨為何獨厚自家、卻未邀雙北？我認為，下指導棋、照顧自家縣市，是日常就在做的事，日常之事，怎會勞動總統出面，甚至還貼出臉書，要讓人知道獨厚自家？應該就是有衝突無解，才會勞駕總統出馬，表態力挺國師與蘇揆。若觀察自基隆類普篩遭打臉以來府院黨所展現的態度—視清零如猛獸，重複強調不再清零的立場，可推測應是兩位市長太「不正常」、做過頭，還在大動作搞管制、搞普篩、還想清零，畢竟年底要選舉了，縣市長不想死，行政院也搓不動，才把兩個帶頭的召入府，曉以大義，並且鄭重宣告，政策已定調，誰都不

要再做無謂掙扎。

綜合蔡總統與蘇院長對Omicron的防疫宣示，有以下重點：

（1）府院都強調Omicron很輕微，都是輕症甚至無症狀；稱雖快速傳播，病例數會增加，但無大礙。

（2）徹底放棄清零路線。說要重症清零、管輕症，這就是不清零。但，嘴上繼續掛著清零兩字，算是轉得圓融一點，要兩位入府市長及各界寬心。

（3）府院都宣示不是放任病毒肆虐式的「與病毒共存」。雖然指揮官自己早在1月17日就說「力求清零、但也做『與病毒共存』的準備」，但，在政策正式轉換時，府院都表明不接受「與病毒共存」這個名詞，認為它是負面的，並強調政府會減災、控制疫情，或，用蘇揆的說法，會「積極防疫」、盯緊疫情、「調整因應」。

以上這三點是否都有實現？在後面會一一檢視。

4. 無視疫情升溫，照辦超大演唱會、宗教活動火上澆油

在總統昭示確認支持新臺灣模式後，「正常生活」成為指揮中心最高方針，而減災則拋在腦後。

歌手阿妹自4月1-16日在臺北小巨蛋展開的12場世界巡迴演唱會，如期舉行。4月7日傳出在4月3日有一對夫妻確診，4月8日媒體問到，針對接下來7場演唱會，指揮中心是否會有

相關規範？指揮官陳時中說，**現在自主應變很重要**，經過兩年抗疫，「全民防疫意識很高，我們對此有信心。」4月10日再爆4月6日觀眾有3人確診，惟繼續朝「正常生活下的防疫」，不必停辦。

此後多個縣市陸續傳出有參與者確診，至4月13日，累計13人，迄4月21日累計演唱會相關者有98例確診，北、中、南都有，也有代課教師確診、學生也遭感染，造成學校停課。

而宗教盛事亦均正常盛大舉行，例如大甲鎮瀾宮媽祖繞境是4月8-17日9天8夜，4個縣市全程340公里，這時處於疫情升溫階段，主辦單位「希望在疫情延燒的當下，能帶給國人安心的力量」。

這段期間全臺疫情從4月8日384例上升至17日為1,210例，其間曾傳出有確診者在遶境行列，但並未改變政府繼續放行的政策。

而隨著5月疫情指數型衝高、防疫應變早已一片混亂，重症及死亡也已浮現，政府對於超大型群聚仍不要求縮小規模或天數。苗栗白沙屯拱天宮媽祖繞境在5月20至27日舉行8天7夜，正值疫情最高點──5月20日之確診數是85,720例、新增死亡數是49例、4月1日以來累計430人死於新冠；27日達疫情最高峰，新增94,808例本土確診，死亡已累計至930人，而其後一周，本土病例增加557,562例，本土死亡增加879人。

指揮中心似乎早已忘了府院所說的「重症清零」、「減災」、「不是放任病毒肆虐式的與病毒共存」？或者，是我們搞錯了─難道，在其內部早有默契，這些根本只是說說而

已？從實際執行看來，重點只有「正常生活」而已！但，就如許多網友質疑的，別人是疫情降溫以後過正常生活，而疫情增溫時當然要加強防疫，我們卻在增溫時過正常生活，等於就是「躺平式的防疫」。在情況快速惡化之際，不論死傷多重，都視若無睹，不踩剎車，還坐任大型群聚火上澆油，疫情也就如人為的水庫洩洪般，奔騰成災。

5. 疫情高峰在何時、規模有多大？指揮官不清楚

4月5日清明連假最後一天，本土病例數升至216例，攻破200，已超過2021年5月15日雙北升三級時之病例數（180例），指揮官表示，仍採經濟防疫，不打算緊縮防疫政策。4月6日本土病例數281例；對於何時達到「高峰」？指揮官推測可能「再過半個月」，但對於大甲媽遊行是否延後或加嚴，回應「目前沒有」，維持正常生活是大方向。媒體問，有專家認為，與病毒共存的話，臺灣的防疫會「大輸」，指揮官回應：「我不知道為什麼會大輸，可能有人有失敗主義，但我們不這樣看」，重申都是朝正常生活、積極防疫的方向做。

才2、300例，記者們就狂問高峰到了沒，其實根本雲霄飛車就還沒發動，而大家顯然也根本就不知道是在面對一隻什麼樣的病毒。不知道，卻整天喊著要與之共存，實是盲勇。

於是，4月6日，我依不同國家或地區的Omicron流行曲線幫大家計算。當時臺灣曲線才正要往上衝，大家覺得一天幾百例就已經很恐怖，但事實上，Omicron病例數會是以「萬」計的。我估計3周後會衝上一萬例（結果在22天後、4月28日破

萬，達11,353例，與估計僅差1天）。但，這只是上萬，還不
是高峰；我估計，高峰時病例數應可達約6至20萬例，一般約
疫情上升後一個半月左右的時間到達高峰（結果，實際高峰出
現在5月27日，亦大約距當時一個半月，當日公布新增本土病
例數達94,808例，也在預測範圍）。

　　至於新冠死亡數高峰會有多高？照香港、美國、南韓、新
加坡之狀況估計，可分別達一天891、184、165、50死。後來
臺灣實際的死亡高峰出現在6月10日，為213死。

　　至於總體的死傷，在感染規模上，南韓當時已有超過25%
人口感染；我推估臺灣若與病毒共存，此波病例數可達到200-
600萬例，而死亡數恐達3,000-21,000人，會是去年疫情的4-26
倍，且推測臺灣會比較像美國（亦即接近8,000人死亡）。這
在當時，是平地一聲雷，大家根本沒有概念死傷會多嚴重；很
多媒體報導時刻意僅取低估計值，稱死亡「恐達3,000人」。
而事實證明，迄7月30日公布之2022新冠感染數共4,511,408
例、新冠死亡數達8,040人死亡，皆在當初預估之內。

　　本人4月7日以相關統計，投書媒體指出，新臺灣防疫是
拿生命豪賭，死傷將會非常慘重！若想減少死傷，不僅疫苗
接種率必須再提高，而且三大配套—檢驗試劑、治療藥物、
隔離中心（例如防疫旅館、防疫公寓、防疫宿舍），都必須
準備好。其中，與病毒共存之下，檢驗需求非常高！英國在
Omicron時期，篩檢量達每日每千人20人次以上，新加坡最高
每日每千人篩到50人次。臺灣卻一直只有每日每千人1人次左
右！若學英國，要每天篩46萬人次、一周篩300多萬人次；學

新加坡，高峰時一天要篩 118 萬、一周要篩 825 萬。然而，光一個小小的基隆 36 萬人要篩一次，就搞了十來天，還有反對普篩、以為共存就不能篩的，完全不知道共存反而必須篩個沒完沒了。只有清零、病例數很低，篩檢需求才會低。

當時也警告，輕症確診者之隔離，若採居家，恐重蹈 2021 部立桃園醫院護理師全家感染之情況，護理專業人員都難防感染家人，而 Omicron 空氣傳播更嚴重，家人容易受感染而進一步傳到職場或學校。因此，輕症隔離中心應及早準備。但，未獲重視。

4 月 7 日本土新增 382 例。媒體詢問指揮官疫情高點究竟在何時？指揮官改口說從其他國家來觀察，高峰多落在 1 個月至 2 個月之間，不過也很難有精確的答案。至於病例數高峰會是多少？指揮官表示最高病例數應會大於 1500 例。這個數字，與 6-20 萬例，真的低估得太遠。

4 月 8 日，記者於記者會針對「有專家表示，臺灣選擇與病毒共存，單日就恐破萬人確診，傷亡會達現在的 4 至 26 倍」詢問指揮官看法。**陳時中表示，這樣的算法不是不合理，但「我們要努力不要變成這樣」**。結果，有沒有努力呢？

到了 4 月 12 日，新增 551 例本土病例，指揮官又說，4 月底單日「新增千例確診，幾乎一定會發生」，新增千例？這估計值，比我預估的萬例，足足低了 10 倍，顯然是過度自信、嚴重低估 Omicron 威力，結果，3 天後（4 月 15 日）就破千，直上 1,209 例了！

孫子兵法有云：多算勝，少算不勝，而況於無算乎？

　　傳染病防治法明明清楚規範了政府的責任義務，也給了指揮官最高權限，又已經有國際經驗可考，既無算、也無準備，釀成災害，毫不意外。鄭麗文立委就曾質詢，新臺灣模式到底有沒有應變整備計畫？都不能參考其他國家嗎？

6. 新臺灣模式不到一周，指揮官就要全民「自主應變」

　　指揮官防疫金句之一是「自主應變」。這句話在網路炸鍋，是4月19日爆發「居隔之亂」時，因本土確診數連日破千，全臺有54,000多人正在進行居家隔離，但疫調及匡列速度趕不上腳步，民眾等不到衛生單位通知，指揮官回應：近來確診人數多，來不及通知的「請大家自主應變」。此話引發民眾不滿，質疑「那還需要政府幹嘛？」直呼臺灣明明比各國還晚爆發，「這一年到底在幹嘛？」

　　當時，指揮官受訪表示：**自主應變已經講很久了！**

　　確實，指揮官早在4月3日，新臺灣模式宣布不到三天，已經開始請全民「自主應變」。當時本土確診人數連3天破百，臺北市長柯文哲批評中央防疫政策要說清楚，不要戰略上想與病毒共存，戰術上卻清零。指揮官說明，戰略是要「在過正常生活下的積極抗疫」，而積極防疫，包含疫苗、個人防疫（勤洗手、戴口罩、保持社交距離）、**「發展自主應變的能力，從個人到學校，以及機關、企業等……，自主的應變要做完整」**，以及若疫調數量過大，就會配合自主應變，加上快篩方式，做更有效的防疫。其中到底什麼叫「自主的應變要做完整？既沒有說明，也沒有SOP。由前後文觀之，似乎是想請大

家若確診了，個人及接觸者就自行在家隔離之意。

其後，4月8日阿妹演唱會出現確診者足跡、4月9日疫情燒進總統府，指揮官大致皆表示：這兩年多來全民抗疫意識高，以前是要等通知等等，但現在是如果有聽到什麼訊息，自己就可以進行防疫；而相關訊息也可與親密接觸朋友分享，共同防疫。當疫情規模較大時，**民眾自主應變是很重要的事**。

4月12日，媒體報導，指揮官估計4月底就可能「單日新增千例確診」。這在當時已認為是非常高的數字了！這時，媒體詢問：12歲以下的兒童是否開放接種疫苗？陳時中表示專家學者還不確定打疫苗對於兒童是否利大於弊，「**呼籲學校面對疫情應該做好自主應變**」。

這幾天的談話和態度，非常關鍵。府院所開啓的「新臺灣模式」，實質上是進入了比佛系（減災）更佛系的「**自主應變模式**」，政府實質是放手了，置責任於個人，只是沒講白。

但，4月1日每日病例才剛破百、4月3日也才183例。這時候放，是否太早？就算擔心難以清零，至少不要助長病毒擴散。共存如果是既定政策，為什麼第一季爭取來的時間，沒有用來深入認識這隻變異株、沒有準備共存的資源？怎麼會認為共存就是什麼都不做、一切交給民眾、學校、企業去自主應變？如果民眾兩年了應該學會自主應變，那指揮官和政府團隊兩年了又應該是學會了什麼？

各界一再以國際慘痛經驗警告，都不重視，認為民眾自會替指揮官創造奇蹟，這是什麼樣的奇葩官員、有這樣的幻想？或許，他真的是不知道前面兩年到底怎麼成功的，真的也就認

爲置全部責任於個人就行了、他可以去選舉了？看來，防疫決策三大迷思——以醫療模式防疫、置責任於個人、誤把健康與經濟當作魚與熊掌，通通都犯了！

7. 公衛崩潰 —— 要怪就去怪病毒？

　　新臺灣防疫第一周，指揮官已預告要放寬防疫措施。4月5日清明連假最後一天，本土病例數升至216例，攻破200，已超過2021年5月15日雙北升三級時之病例數（180例），指揮官表示，仍採經濟防疫，不打算緊縮防疫政策；並再以數據展示Omicron很輕微─自1月1日至4月5日之累積本土病例共2061例，其中輕症/無症狀者共2,056人，約占總染疫人數99.76％；中重症患者5人，占0.24％；死亡人數1名（致死率萬分之4.9）。並稱，若本土疫情持續升溫，可能實施如簡化疫調、科技防疫、以快篩取代PCR或將兩者交互運用及確診者分流（中重症患者住院治療、輕症/無症狀於檢疫所或居家照護）等方式，做滾動式修正，而現階段則以「正常生活、積極防疫」作爲主要防疫政策進行的方向。

　　如前述，4月6日媒體詢問，有專家認爲，與病毒共存的話，臺灣的防疫會「大輸」，指揮官回應：「我不知道爲什麼會大輸，可能有人有失敗主義，但我們不這樣看。」重申：都是朝正常生活、積極防疫的方向做。

　　這是4月以來防疫的寫照。堅持正常生活，不升警戒、不做限制，不只是消極不防疫，更任由大型群聚，助長北中南火勢；而相關針對病例與接觸者的配套則陸續棄守，看來就是所

謂的「全民自主應變」，也早就打算好了。新臺灣防疫，就是由兩年來表現優異的人民上場接替指揮官防疫！但，「積極防疫」四字卻牢牢掛在口上，該說是，此地無銀，實質不積極，嘴上卻說沒有不積極，或者，是在稱許積極的全民呢？

於是，衍生出來的種種問題與亂象，就讓地方政府和民眾自己去傷腦筋：

（1）感染者居家照護

● 居家照護之亂1：病人放家中，是最理想的安排嗎？

首當其衝、人口數又多的雙北，防疫負擔亦最重，檢疫旅館很快不夠用。新北市自4月6日即力倡「在宅照護」，認為是超前部署，並向中央喊話。指揮中心於4月8日公布相關指引，新北市自4月11日試辦，稱此舉最能協助「減輕醫療負擔」；4月14日即由指揮官陳時中與新北市長侯友宜共同宣布「新北COVID-19居家照護」全面啟動。惟，網友質疑，「中和公寓社區的經驗都忘了嗎？重點是公寓這麼多」，「隔離在家再感染老人，老人易重症，最後癱瘓醫院，國外疫情就是這樣爆。意識形態就是不蓋方艙醫院。老人本來可以減少外出，避免感染，現在在家也不安全了。」北市議員游淑慧亦質疑，「確診者」風險和居家檢疫完全不一樣，「尤其雙北是這麼多大樓住戶密集的區域！」「民眾的心理準備好了嗎？」醫療廢棄物如何處理、電子圍籬智慧監控系統是否還要做等。

4月14日，新北市長侯友宜表示，現在面對Omicron的時空背景已經不同，目標要放在中重症保有醫療量能，並鼓勵接

種疫苗。衛生局長陳潤秋也說，現在臺灣就是與病毒共存模式，確診數勢必會持續上升。這算是各縣市當中對「與病毒共存」態度最直接最正面表達的縣市。或許，地方比指揮官更早就知道了情況到底會有多糟。

何其不幸而無奈的是，英國2020年第一波釀超高死亡數時，就是採用此做法。這種方法，會增加家庭傳播，而非阻斷家庭傳播，會加速疫情惡化，進入滾雪球的惡性循環。1傳3、3傳9，疫情很快就能上升10倍，重症也隨之大幅成長，這樣醫療資源怎會比較夠用呢？

要避免醫療資源崩潰，最重要的是不能讓病例數失控上衝。自2020年，大家就知道，輕症病人雖未必要住醫院，但必須做兩件事，一是監測其病情變化、避免猝死，二是避免擴散。因此，很多國家或城市會另外增設輕症照護中心，來收容與照護。

當疫情太嚴重，只好在宅，這是不得以的。如果在宅，應指導民眾選擇有窗戶的房間、加強對戶外之通風（開窗及使用電扇）、使用HEPA（高效率濾網）等級的空氣清淨機、戴上N95口罩等。偏偏臺灣始終不重視空氣傳播，把新冠病毒當腸病毒來處理、整天擦桌子，卻漏掉眞正重點。

輕重症分流收治原則對於醫院收治病人的標準也自4月14日調整、趨嚴，此後愈修愈嚴。

● 居家照護之亂2：「鑰匙可以丟下樓」

居家照護之下，小市民自求多福，連臺北市長確診也不敢

和家人繼續住在同一個屋簷下。問題是，並非所有人都有第二個房子或有能力讓其他家人去住飯店。這就進一步衍生了健康不平等：社經地位較低、房子較小或同住人數較多的，感染率也比較高。

病人在家隔離，SOP規劃不周延，許多基本生活照料就會出問題，例如送藥、送餐，就發生老舊公寓不讓外人進入、可能也沒管理員、沒對講機，但確診者也不能出門領餐的窘境。4月23日，指揮官臨機回答：可試著把鑰匙丟下樓或用條繩子綁著，讓外送員開門；引起不少議論。網路則有送餐員分享客人想出的超強自主應變方法：用多條布巾綁成一條繩子，尾端綁一個袋子，從樓上垂吊下來，讓送餐員把餐點放在袋中，成為民眾苦中作樂的趣聞。

● 居家照護之亂3：頂大學生在會議室搭帳篷

5月2日爆出臺灣大學確診生被「丟包」（媒體用語）安置住會議室，沒衛浴、半夜蟑螂亂竄。不久，校方在會議室加搭了帳篷，網友又激動了，稱其「是臺大小方艙嗎」？

顯然指揮官自4月初就一路引以為傲的全民、學校、企業自主應變，即使是擁有最多軟硬體資源、動作迅速、積極防疫的全臺第一學府，都窘於應付！果然，其他大學也紛紛傳出防疫隔離宿舍亂糟糟，一般住宿生與確診及被匡列居隔的學生住在同一棟，師生怨氣衝天的窘境，教育部於5月3日決議在隔離宿舍量能不足時，可讓學生申請安置至集中檢疫所，並每床補助五千至一萬元。但，各校所處縣市疫情正在燒，自然當地

檢疫所量能也是早已不足，立委建議大學應改遠距上課，減少傳播，才是根本之道。

（2）「3+4」居隔新制倉促上路 —— 要怪就怪病毒吧！

（註：「居隔」是「居家隔離」的簡稱；在臺灣，指揮中心把「密切接觸者」之檢疫，稱為居家隔離，這是錯誤的用詞。正確的用詞，這種狀況，應該稱為「檢疫」（quarantine）；若想與入境者檢疫區別，可以分別稱為接觸者檢疫、入境者檢疫，但，都是檢疫。所謂「隔離」（isolation），是用於「確診病人」，把確診病人與其他人分開，直到沒有傳染力，叫做隔離；而「檢疫」，是用於「還沒確診、但有可能會確診的人」，把曾經與病人接觸、或自疫區入境，有可能遭感染、但還不確定是否有受到感染、會不會有傳染力的人，透過單獨觀察，直到潛伏期過去、或直到發病，來預先阻斷其傳播。）

當病例數爆增，密切接觸者的人數也爆增。衛生行政體系人力極其薄弱，2021年光是一天三百例，就已經癱瘓，如何應付一天幾千、幾萬例？但，法定傳染病凡事都有標準定義與標準作業，除了疫情調查或許比較需要人工，其餘應可透過自動化的防疫公衛作業系統，來減少等候、改善時效、避免人為漏失，且可與健保系統結合，讓個人疫苗接種、檢驗、高危險因子、給藥等資訊，與健保就醫資料整合，較能有條不紊加以管理。但，臺灣浪費了兩年多的時間，卻沒有建立起來。例如，PCR檢驗陽性，竟然無法自動列印確診通知與隔離通知，導致很多人光等公衛系統開那張通知就等很久；此外，所有跟「病

人」身分有關的事，往往就被卡住（例如恩恩需要119送醫，到底是以確診者的身分處理、或以父親的接觸者身分處理；確診者的家人，是自動開始居家隔離？或要先等確診者收到通知、然後疫調、然後再等密切接觸者的通知）。

由於沒有事先規劃，相關資訊作業系統沒有趁清零的時候發展好，卻毫不剎車的讓疫情失速擴散，導致從確診、通報、照護、疫調到接觸者居隔等各項工作，都亂成一團，讓基層大嘆：將帥無能，真是累死三軍阿！

4月19日爆發「居隔之亂」，原因是本土確診數連日破千，全臺有54,000多位密切接觸者正在進行居家隔離，但疫調及匡列速度趕不上腳步，民眾等不到衛生單位通知，指揮官又提出「**請大家自主應變**」而引起一片反彈。

4月25日晚間，指揮中心宣布（密切接觸者）居家隔離新制「3+4」天（3天隔離+4天自主防疫）自26日起實施；「重點疫調」亦自即日起開始實施，以發病或採檢陽前兩天起密切接觸之同住親友、同班同學、同辦公室或同工作場域同事（以九宮格方式認定）為對象；並再次強調落實自主應變，確診者應主動提供衛生單位同住親友名單、校園及公司聯絡窗口等資訊，個案相關之學校、機關、公司防疫長或負責人應先行造冊，以配合提供衛生單位名冊。另，亦設置「確診個案自主回報疫調系統」。

此「3＋4」政策在短短2天內公布，事先沒有任何細節配套，擁有2萬個居隔者、需要安排送快篩劑才能解隔的臺北市，於4月28日抱怨人力不足，「天下大亂，累死三軍」！

指揮官在記者會上無奈致歉：**要怪就怪病毒吧**！令基層很無言——這樣要指揮中心幹嘛？說好的超前部署呢？

「3+4」天（3天隔離+4天自主管理）的居家隔離天數，其後亦用於入境檢疫的放寬上。不過，與2021年3+11之亂一樣，臺灣大概是地表唯一選擇「3天」這個神奇居隔/檢疫天數的。國際上若有要求對新冠（包括Omicron變異株）之接觸者或入境者進行檢疫觀察（即居家檢疫或居家隔離）的，在疫苗接種普及後，完整版是10-14天，而精簡版至少5天（5+5）；要不，就乾脆對接種過疫苗、還在效期內者，以檢驗代替檢疫（0+10；雖有風險，但具有鼓勵接種的用意）。

選擇5天，這是根據病毒潛伏期長短（何時會出現症狀），以及檢驗敏感度；5天的隔+篩，可擋掉八至九成病例，減少防疫假對生產力之衝擊。潛伏期中位值是3-5天，因此，會有超過一半的發病是在3天之後，且在接觸後3天內檢驗，即使有感染，也經常還驗不出來（敏感度低、假陰性高），所以不會選3天。

（3）0+7新制上路，快篩試劑在哪裡？

到了5月17日，國內確診數連5天突破六萬，居隔措施進一步放寬至0+7，以篩代隔，適用於打滿三劑之密切接觸者，有2日內快篩陰性證明可外出購物，也免發居隔通知單。若快篩試劑不足，可能無法出門，或不篩就出門。各縣市政府忙著張羅提供民眾家用快篩試劑，缺試劑的縣市則焦急向中央喊話。另為確保校園安全，有些縣市仍要求教職員工到第8天快

篩陰性才能返校。

8.九宮格冷創意頻發，校園、家長累翻

（1）九宮格之亂

校園停課標準新制於5月8日起上路，取消各級學校的全校停課標準，改以「確診個案」為核心：國中、高中是以確診者座位「九宮格」的同學，放3天防疫假，不再全班停課；僅國小、幼兒園階段仍是確診者全班停課3天。這是落實蘇貞昌院長自4月初就指示的，校園也要重視學生「受教權」，朝「正常」方向努力。

然而，九宮格的接觸者認定方式，引發輿情譁然，畢竟學生的接觸並不限於座位，這是任何有常識的人都知道的事。何況，新冠明明是空氣傳播，哪會聽交通指揮走九宮格？

而且，由於各縣市有不同的授權，各校實施方式不一，停課規定非常混亂，對家長與校園均造成嚴重困擾，加上疫情不斷上升，最後，教育部於5月30日取消國中、高中九宮格匡列停課方式，改回全班暫停實體課程3天、採遠距教學。但事實上此時，大多數縣市早已讓學校全面暫停實體課程了。

國外為平衡兼顧學生受教權，很重要的措施是善用檢驗，及早發現感染者，讓感染者放病假，也讓接觸者以篩代隔，持續到校；同時，在戴口罩之外，亦加強教室通風、拉大社交距離（包括降低教室學生人數）、用餐盡量室外等，透過預防及控制校園疫情，來維持教育活動，而非盲勇式的放任疫情擴

散，還逆向降低防疫標準，要求正常上課，導致疫情愈演愈慘
烈。

（2）家長希望停課，卻又苦於毫無配套

　　5月邁入疫情高峰，出現兒童青少年重症死亡，許多家長
苦求縣市首長暫停實體到校，救救孩子！家長們說：「學習可
以等，但若孩子的命沒了，是要學什麼？」而且，在疫情肆
虐之際，到底哪裡會停課？人人有機會！校方與家長都提心吊
膽著。以5月18日爲例，全國確診學生數累計107,767人，有
2,135所校園全面或部分停課。緊接著有近20萬國中生報名的
會考要於5月21日、22日無畏疫情照常登場。教育界憂心忡忡。

　　5月15日，全國中小學校長協會向教育部提出訴求，建議
於5月23日國中會考結束後停課兩周，若疫情嚴重則停課至學
期末。臺北市、臺中市率先決定各高中、國中、國小、幼兒園
於5月23日到5月27日啓動遠距教學；很快的，全臺各縣市大
多支持及比照實施，其後許多縣市並因疫情狀況延長至暑假。

　　全國家長團體聯盟支持中小學停課至少兩周，但亦指出停
止實體上課對家長的困擾，包括擔憂學習成績影響未來升學競
爭，12歲小朋友在家必須有大人陪同而影響到家長的工作，建
議教育部應該提出配套措施，例如讓無法在家的家長，仍可將
小朋友送到學校去，由老師來照顧。國教行動聯盟家長部則提
出應協同勞動部從寬認定讓防疫照顧假可支薪。

　　唇亡齒寒，教育只有在疫情不嚴重時才能正常運作。至
於與病毒共存之下的應變，涉及教育部、勞動部等相關政策及

法令配套，這就是治理，是指揮中心為何要一級開設、位階等同行政院長的原因。然而，指揮中心兩年多來凡涉及跨部會事務，包括敦睦艦隊涉及國防部、機場與防疫旅館涉及交通部、宗教活動涉及內政部，以及校園防疫涉及教育部等，常是要暖放空，而倒楣的是誰？

（3）課停了、病例降了，又是靠地方與民眾自救

學校在防疫中的角色，其實遠超過學生本身的感染與安危。校園聚集不同家庭的學生，會使病毒很輕易的透過學校，擴散到不同家庭，再由成人擴散到職場，形同是一個大型的社區病毒交換所。學生會共同用餐，而且活動力強、不易把口罩戴好，防疫難度比職場高。校園內外的學生宿舍，更是防疫上難以克服的短路點。上下學的交通，也是另一傳播交流平臺。

因此，暫停實體上課，是公共衛生措施中重要的一項。根據Brauner等人2021年發表於《科學期刊》（*Science*）的跨國資料分析，關閉大部分學校與大學，能將Rt值（即「有效再生數」，指實際情況下一個病人傳給幾個人）降低38％，是所有非藥物公共衛生措施中，效果最強的措施之一（僅次於限制超過10人群聚的效果—Rt值降42％），效果高於停止大多數場所實體上班（使Rt值降低27％），接近於限制超過100人的群聚（降低Rt值34％）。

5月23日大多數縣市展開停課自救，5月28日起全臺感染人數即開始下降。怎麼做可以降低疫情，2021年臺灣也實驗過了，有效就是有效，卻不肯做！最後，又是靠人民的求生意

志，撼動地方首長，讓他們在自己的權限內，逆時鐘求生，再一次救了不會自主應變的指揮團隊。

9. 檢驗之亂

（1）PCR檢驗資源沒有改善

　　陳前副總統自己也說了，防疫有三寶——疫苗、快篩、藥物，正確地說，應該是醫療模式有三寶。其中，藥物的使用，又仰賴於檢驗，才能及早得知感染、在黃金時間（發病五天內）用藥；此外，早點知道感染，也才能早點停止外出，避免再傳給更多人，所以，除了疫苗當然是基本物資以外，檢驗，是重中之重的防疫物資，對於減少傳播與減少重症，都是關鍵。

　　新臺灣模式雖然嘴巴不承認，但實際就是在與病毒共存；感染人數必定會很多。我在4月初也已經指出會有200-600萬例。PCR檢驗的需要量會是多少？以英國為例，在2021年12月1日至2022年2月10日這段期間，單日檢驗量之七日平均值在每千人15-27人次之間，換算成臺灣人口（以2,300萬計算），每天要做34萬到62萬人次。假如臺灣走英國曲線，至少要有這個檢驗量能。這是決定與病毒共存就必須先準備好的。但，臺灣實際的Omicron發生率曲線與死亡率曲線都比英國的高，需要量也更高。臺灣單日死亡率高峰為英國的2倍，單日發生率高峰卻僅為為英國之1.25倍，合理推測有部分是受限於檢驗量能不夠，太多確診黑數。而政府早就打算躺平讓民

眾自主應變，應可預期曲線會衝很高，更應以高推估值，做好檢驗量能之準備。

2021 年出現校正回歸，到了 2022 年，情況有沒有改善？看來是沒有。指揮中心曾表示臺灣的 PCR 量能，一天最多可以做到 22 萬，但其中還包括用於確診病人追蹤用途，實際用在確診的沒那麼多。沒改善，連 Alpha 都應付不了，更何況是 Omicron 呢？

這數量，比英國疫情上升前的檢驗量低點都還低！也遠低於南韓、新加坡、香港。5 月 10 日臺灣單日確診數已經衝破 5 萬人，疫情已經很嚴重，但 5 月每日 PCR 從 6 萬上升到月中的 8、9 萬，單日檢驗量最高點在 5 月 19 日的 117,337 件；而且檢驗報告在時效上仍有非常嚴重的塞車。

PCR 檢驗能力不夠、又沒有鋪設社區檢驗網、得來速等服務體系，使臺灣雖然死亡曲線與南韓相似（且高峰還高於南韓），但發生率高峰卻僅南韓一半不到，是一個受限於檢驗量能而升不上去的曲線。佛系防疫的英文 mitigation 是減災的意思，是要透過防疫措施，把疫情流行曲線壓平，不是防疫作為躺平，更不是檢驗量躺平，而導致確診數打折扣，而死亡率曲線卻仍衝得非常高。

（2）快篩劑比國外貴，卻排隊也買不到

至於快篩，用途甚廣，不只作為民眾有症狀時初步自我過濾之用，防疫上也作為居隔、居檢、居家照護者的追蹤與解隔依據，另也可作為高風險者持續定期普篩之用，需要量又比

PCR大得多。

　　通常對於高風險對象（例如長照機構住民與工作人員、醫院病人與員工、公共場所與餐廳之員工等）以及其他維持社會基本功能與防疫的相關單位（例如消防單位、衛生單位、停擺不得的半導體工廠等），會列入例行篩檢，一周至少2-3次。此外，校園師生、住宿舍的勞工等，也可考慮定期篩檢。一般企業可能也希望避免群聚造成生產停擺而需要篩。快篩之於新冠感染，猶如溫度計之於SARS，是與病毒共存的「日用品」，需要量非常大。

　　正因為如此，英國、美國、新加坡、紐西蘭⋯⋯，都有提供免費快篩，直接寄送到府、不需要有症狀才給、通常接受續訂。快篩、口罩，是基本需要，所以美國拜登政府一併寄送快篩與N95口罩給民眾。紐西蘭提供免費快篩及醫用口罩。

　　臺灣自2021年核准快篩販售後，價格比許多國家貴，而且，在疫情上升後，很難買到，地方政府與民眾急得跳腳。指揮中心4月11日表示未來若被列入高風險區可提出家用快篩試劑申請，每次規劃發放20萬份；指揮中心也將大量採購，數量比800萬份更多。但，光是疫情嚴重的北北基宜花五縣市就有983萬人口，每次規劃20萬份能做什麼？這樣的數字，顯示指揮官對於快篩試劑的用途，以及與病毒共存的日子會是什麼樣的日子（全民將迫切需要快篩試劑），顯然毫無概念。

　　隨著民怨增溫，總統兼民進黨主席蔡英文於4月20日中常會中表示，目前已向國外購買1億劑快篩，國家隊一天可以生產30多萬劑，未來要把價格控制在100元，並且做好配送銷售

系統、確保價格穩定。

4月28日，在新臺灣模式上路約一個月後，政府終於比照口罩，建立快篩劑實名制販售，每劑100元，但仍遭民眾檢舉，指比歐洲貴，何況很多國家根本免費！

在野黨立委也指出，快篩試劑在政府「共同公共契約比價」的最低採購價格，使用率較高的「福爾威創」品牌是59元即可買到（後來一些地方政府也證實以此價格買到），「亞培」則是95元。不僅比民眾先前自己到藥妝店購買要便宜許多（「福爾威創」每劑約300元、亞培也是300元），而且，也比實名制100元便宜許多！許多人質疑，不寄給民眾，要民眾白天晚上假日排隊，日曬雨淋，結果還這麼貴。以福爾威創五劑計算，價差200元，用來郵寄應該綽綽有餘了，為什麼就是要把民眾和藥師整到累翻天呢？

更糟的是，大排長龍，等排到卻已經賣光，也未依照各縣市疫情狀況分配，導致指揮官說還有地方沒賣光，但，明明在最需要的地方就是跑好幾個地方還買不到。

而當時全球疫情已經趨緩，快篩試劑根本不缺貨，卻因為藥事法規範，民眾既不能自行向海外網購，海外親友也不能寄來援助。一番沸騰之後，政府終於同意，自111年5月11日至同年6月30日，開放民眾可自國外輸入家用快篩試劑，限個人自用，以每人限1次不超過100劑，無須經專案核准，惟不得販售。一些民眾立即展開自救從國外進口。

從2020排隊買口罩、2021排隊搶疫苗、到2022排隊搶快篩，每一年，似乎就是排不完的隊，政府永遠沒有超前部署。

（3）配合防疫還要受辱，民眾竟變「快篩乞丐」？

排隊買貴、還買不到，也罷了，竟有粉專分享「臺灣人愛排隊」的圖片，表示民眾可以花時間排拉麵、蛋黃酥、電信吃到飽，怎麼卻不能忍受排隊買快篩？言下之意是民眾不是一向就自己愛排隊的嗎？

人人可能需要用到的必需品，既要花錢、又不一定買得到，北市松山慈惠堂於5月14、15日免費發放快篩試劑，就吸引民眾大排長龍領取。不料，又有臉書粉專酸民眾是「快篩乞丐」。如此滿腦子政治護航到冷血缺乏人性的言行，也引來民代與民眾氣憤－是誰讓民眾變乞丐？

5月9日，北市一位72歲女性，因趕著出門排隊買快篩試劑，沒吃早餐，又長時間站立，導致血糖偏低，癱軟在地，熱心民眾打119報案，她還不願就醫，堅持排到底。5月15日，桃園一名60多歲有高血壓、心臟病史的男性由女兒陪同到藥局排隊，身體不舒服後倒地失去意識，雖第一時間叫救護車送醫，仍告不治。

連高危險群的民眾，都必須排隊，不僅辛苦，也危險。別人能免費寄到家，到底我們為什麼不能？絕對不是錢的問題，而是實在無能又無德。

至於快篩的核准與把關，包括有很多廠商申請很久卻過不了關、有的卻一下子就過了，是否獨厚特定廠商？以及有黑心快篩，C線（對照線）出不來，食藥署表示僅做書面審查，無視於別國政府不但遇到新變種要重新確認其準確度，還主動公

布市場上的黑心快篩、提醒民眾注意。我們這樣的把關，是否疏漏太嚴重？這些事，在過去，監察院和檢調單位早就主動介入調查。整個政府，到底是怎麼了？

（4）欠缺現代檢驗體系，大小事都衝進急診

好的新冠檢驗體系，應具備可近性與好品質，包括更現代化的檢驗設備/方法，更便利多元的服務據點和服務方式，以及免費使用。任何人都可能感染新冠，地理上與經濟上的弱勢者，風險更高；任何人感染新冠都可能進一步傳染其他人，所以，每個人的健康人權都能得到確保時，所有的人才都能安全。免費、方便、準確，是必要的條件。

判別是否有急性感染的檢驗，有抗原與核酸兩大類；採檢方式，可以是自採或他人採檢。有的能從試劑直接判讀（例如家用快篩），有的須借助機器，各有利弊。

與抗原快篩相比，核酸檢驗能在感染後更早、也更靈敏的偵測出來。傳統的 PCR 檢驗，就是一種核酸檢驗，但需要送到特定的實驗室，耗時費事。現代化的核酸檢驗有數項突破，例如次世代 PCR 機器能更快有檢驗結果且能同時做基因定序。另外，美國很早就發明小型的現場 PCR 檢驗儀器（例如羅氏、亞培所發展的，均能在 20 分鐘以內知道結果），放在診所、檢驗站、急診室，雖然無法大量檢驗，但能隨驗隨知結果。臺灣自行開發的艾卡爾家用 PCR 檢測機（被俗稱為「郭董的家用 PCR 機器」），也是一種小型的現場 PCR 檢驗儀器，2022 年 7 月在超商開賣，機器防疫價為 7,999 元、核酸檢測套組（鼻

腔）每一耗材套組防疫價為180元，做一次檢測約70分鐘，經食藥署核准供居家使用。另一種核酸檢驗方法－反轉錄恆溫式圈環形核酸增幅法檢驗（reverse transcription loop-mediated isothermal amplification，RT-LAMP），以過去已有的LAMP機器即可進行檢驗，唾液或鼻腔檢體皆可，操作簡單，能處理比前述小型PCR機器更大的檢驗量，大約半小時可知結果，適合在非醫療機構之現場做（例如學校、企業、辦公場所）、成本低、準確度與PCR可比、簡單訓練即可操作。

所以，並非只有抗原快篩（就是大家一般做的快篩），在美國某些州，可自採後郵寄給政府進行PCR，比抗原快篩更敏銳、不漏接；LAMP核酸檢驗也可由民眾自行採檢，上學/上班時回收檢體、進行檢驗。

而對於不熟悉如何自行採檢的人，則可於社區停車場或大賣場設得來速檢驗站，或在社區診所、檢驗所、公共場所等，廣設篩檢站，提供便利的服務。

至於在操作上，不論PCR或LAMP儀器，皆可以用池化（pooling）方式，把好幾個樣本合在一槽檢驗，提高檢驗服務量，但這比較適用於檢驗陽性率很低的情況（例如社區普篩），或在例行檢驗中以家庭為單位來做池化。但若疫情嚴重，陽性率高、很多池都會陽性，反而徒增重複操作時間。

多元、方便、準確的檢驗系統，能在最短時間得到正確結果，民眾也無需擠到急診室。

民眾做PCR之所以大排長龍，不僅是PCR設備不足及老舊而已，而是整個「檢驗系統」從來就沒有真正建立起來，導

致需要檢驗的民眾只能去醫院急診室排隊，造成急診癱瘓。

（5）棄長照機構如孤島，很多爺爺奶奶都走了

排隊的，還看得到；還有大家看不到的，則是需要篩檢、卻無法去排隊的病弱長者！

對於居家長者，政府應該將快篩寄送到府，另外，如前述，高風險場所、維持社會基本功能人員，都應有系統的進行例行性普篩。疫情期間，很多醫院、警局、消防局，都因從社區帶入到職場的群聚感染，員工隔離者多，產生癱瘓。

而醫院與長照機構，住著最脆弱、又無處躲的病人，是我所稱的「心臟地帶」。醫院，因為指揮中心這群人在其間工作，知道自身需求，但長照機構，卻成了孤島、棄嬰。長照機構群聚一直都在發生，指揮中心一直都知道，卻一直都未積極正確處理。

我自從4月初就警告，疫情會從社區燒入這些機構，從員工傳給同事與病人，死亡率就會大幅上升。5月23日指揮中心數據顯示，累計有817家住宿式長照機構出現群聚感染，其中有2,949名工作人員染疫、5,770位住民確診，死亡個案約占每天公布的15％。5月24日升到有9百家住宿型養護機構爆發群聚，3,176名工作人員、7,471名住民染疫，一天內大增1,701人，確診人數破萬；而新增42死就有15人為長照機構住民，占比增至35％！

香港之鑑，超高死亡數，其長照機構疫情造成難以收拾的傷亡是一大因素。明知如此，仍不作為，凡事都當作臺灣人民

天賦異稟、得天獨寵、天佑臺灣、不會有事。

事已至此，有關長照中心等住宿型機構的快篩措施，指揮中心仍拖到6月13日才宣布，自6月中旬起至7月31日止，提供住宿型機構之住民及工作人員定期公費快篩；住民每周定期快篩兩次，2至18歲住民及所有工作人員為每周一次，未滿2歲免篩。

早在兩個月前（4月中）就該啟動的工作，等到都已經過了死亡高峰！才終於承認：Omicron真的會死人？！才來啟動。

檢驗是用來救人的，不應該當作洪水猛獸，或搞意識形態。事實上，很多長照機構早就自力救濟、自籌快篩在做了，不然，死亡人數還會多很多！

（6）PCR和快篩怎搭配，是國師對、還是柯P對？

為紓解急診PCR檢驗大排長龍的壅塞狀況，指揮中心5月2日（單日新增本土病例近2萬例時）宣布，即日起無症狀者必須先快篩陽性，才可做PCR。

但，這樣規定合邏輯嗎？快篩已經陽性，還跑去排隊群聚做PCR？引發助長擴散的質疑。更重要的是，快篩的問題，在於敏感度較低，容易漏掉。而命令一出，很多人恐誤以為不論有沒有症狀，都必須先快篩陽性，才可去做PCR，這使得快篩需求更急迫，但也造成有些人因為沒有快篩而不敢去做PCR，有的則因快篩的假陰性，而無法去做PCR，製造了雙重黑數。

但，傳染病防治如救火，一怕漏、二怕耽誤時效，上述設計，既漏掉又耽誤時效。

　　快篩很少假陽性，所以，陽性就可以算是陽性了，不需要爲了再用PCR確認而浪費PCR資源且耽誤時間。國外更在意的，是如果快篩陰性，但有症狀，應該趕快去做PCR，尤其若是屬於需要及早用藥的高風險群，更應該容許優先直接做PCR，避免快篩造成漏診，也掌握時效。如**圖8-3**（見**p.12**），美國疾管署抗原快篩流程，即是如此。

　　5月初每日增加數萬例確診，死亡病例也開始出現，但全臺每日發出的口服抗病毒藥竟然只有一百多人份！用藥有黃金時限，沒有及早確診，就無法及早用藥，因此，除了藥物要下放基層，更必須擴大檢驗服務、改善檢驗時效，雙管齊下，才能提高給藥率。雙北市長一再呼籲，應該快篩陽性就等同確診。但陳建仁前副總統卻公開反對，並批評臺北市長不懂流行病學！陳教授重彈舊調，認爲盛行率還很低、如此做會有太多假陽性，要柯文哲市長好好去讀他寫的書；同時也說Omicron死亡率很低、不用恐慌（此點另於後面說明）。

　　到底，是國師對，還是柯P、美國疾管署對呢？

　　快篩陽性是不是等同確診，這是看「陽性預測值」，是指檢驗陽性的人當中，有多少是眞的有病？這會受「盛行率」、敏感度與特異度影響。

　　例一、如果10,000個人接受檢驗，疾病盛行率是2％，那就是有200個人眞的有病；敏感度若是80％，這200個有病的人，會有160人能驗出是陽性、40人會被驗爲陰性；特異度若99.6％，則9,800個沒病的人，會有9,761人被驗爲陰性、但39位被驗成陽性。合計會有199人被驗出陽性，其中160位是眞

的有病，陽性預測値（即眞陽性／（眞陽性＋假陽性））就會是160／（160+39）=0.8；雖不完美，其實也非常好了。在5月中下旬，如果普篩，大約會是這樣。

例二、如果10,000人當中的盛行率是50%呢？陽性預測値就成爲：4000／（4000+20）=0.995，接近100%，但，同時會有高達1,000名感染者被檢驗成陰性，漏掉很多。

快篩的實際應用狀況，是何者呢？

這中間的關鍵差別就在於，盛行率在有症狀者與無症狀者，是不一樣的！這叫**「條件機率」**（conditional probability），這在臨床上使用檢驗時，意義重大！對於**「有症狀而進行快篩」**的這群人，也就是「有症狀者的新冠盛行率」，當新冠正流行，而此時沒有其他呼吸道疾病正在流行，那麼，出現呼吸道疾病的人，其中是新冠感染的機率是非常高的，可能超過50%！所以就是例二的情境；這完全不同於在社區任何10,000個人當中有幾個人正在罹患新冠（後者是「社區的新冠盛行率」）。有症狀的人快篩陽性，幾乎100%都是眞的有感染，但你要擔心的，是陰性的那些人當中，包括了兩成被漏掉的感染者，所以，有症狀但快篩陰性，必須去做PCR，或者，至少，先當作有感染、先自我隔離，然後，繼續多做兩三次快篩來確認！

先用症狀分成兩類，各自的「條件機率」高下立見，這是爲什麼有症狀者，如果快篩陰性，要先認知到可能是因快篩不夠敏感，而不是當作沒病；但若陽性，其實就是感染了，錯誤機率極低。

何況，防疫重時效，檢驗耽誤了或漏診了，就會一傳十、十傳百，過度糾結於社區盛行率，愈拖拉，社區盛行率兩日一倍增，就愈衝愈高，2萬例變4萬例、4萬例變8萬例，致死率1.8/1000，多2萬例就會多36個死亡，在疫情熾烈時，拖延檢驗，等於是延誤更多的生命！

傳染病怕的是假陰性，而不是老是怕假陽性，快篩缺點在假陰性高，而優點是假陽性非常低。

至於，如果要在一些場所做大量篩檢（例如校園、職場），可以考慮使用敏感度與特異度都更高的核酸檢驗；前述成本低、操作簡單、與PCR一樣是檢驗核酸的RT-LAMP，就是適用在這樣的需要之下。

隨著每日病例數破萬及各界的呼籲，中央流行疫情指揮中心5月5日修訂「嚴重特殊傳染性肺炎」病例定義，列出三類人（居家隔離中、自主防疫中、居家檢疫中）使用家用快篩檢測陽性，且經醫事人員確認，即為確診，不用外出做PCR檢測。但，這對象有限，沒有解決社區大量湧上來的快篩陽性民眾需求。

大多數民眾仍被先快篩陽性才能做PCR的說法掐住，這也使得臺灣PCR的檢驗陽性率一路上衝（因為檢驗的人，是快篩陽性的，如上述絕大多數都是真的陽性），從5月1日實施快篩陽才能PCR之前的17.98％（亦即100個去做PCR檢驗的人，有約18個確診）、在實施後5月3日提高到25.02％、5月9日上升到55.36％、5月14日72.8％，5月底達80％以上，超高的檢驗陽性率，在國際獨樹一幟。

在熱區的新北市，光是5月14日一天就新增21,336例本土確診個案，而**新北聯醫證實，快篩陽性者做PCR，其確診率高達97.04％**！讓市長侯友宜再次急切呼籲，希望中央能全面開放「快篩陽等同於確診」，不要讓民眾已經快篩陽性，還要冒風雨排隊篩檢，「情何以堪」！

到5月25日，已經逼近疫情高峰、流行曲線已走一半了，指揮中心才終於「鑑於COVID-19本土疫情持續升溫，且考量全臺已進入大規模流行階段，為保全公衛防疫及PCR採檢量能，並利感染後易產生嚴重併發症或死亡之高風險族群，儘速給予抗病毒藥物，降低病情惡化之風險」，諮詢專家再次修訂「嚴重特殊傳染性肺炎」病例定義，全面承認家用抗原快篩試劑檢測結果陽性者，不分年齡及族群，經醫事人員確認，或由醫事人員執行抗原快篩結果陽性者，即可研判為確定病例，並**自5月26日起實施**。但這實在太慢了！

PCR量能不夠卻不肯鬆綁，民眾持續忍受排隊、等報告之苦。快篩陽性還要排隊等做PCR，傳出好幾起等候中昏倒、猝死的，例如5月11日桃園一名快篩陽性的女性到醫院做PCR確認，等了3、4個小時，血氧從90幾降到只剩下30幾，排隊做PCR，變成做CPR（心肺復甦術）；等到猝死、救不回的也有。

檢驗的目的，就是阻斷傳播與及早用藥。如圖**8-4**（見**p.13**），確診者口服抗病毒藥的領藥人數，一路只有每天幾十人到幾百人，直到逐步放寬病例定義（承認快篩陽性之結果），並建立及充實遠距視訊診療給藥服務量能後，於5月中以後才逐步改善，但，每日新增本土確診數早在4月24日已

經破5,000例、4月28日破單日10,000例，在5月10日一天新增超過50,000例、而用藥只有804人，疫情在5月27日達到高峰，當政府抗病毒藥終於發得出去的時候，疫情已經走了一半！

檢驗慢、確診就慢、用藥也慢，然後，病毒一直擴散，生命一直流逝。

是什麼樣的政府，會讓感染的人在日曬雨淋下，在排隊中去世？

是誰橫阻了患者獲得診斷，以便早點用藥或早點住院，得到人性化救治的機會，導致枉送性命？

而又是什麼樣的社會，會為護航政治而泯滅人性，嘲笑瘟疫下卑微求生的人就是愛排隊、就是快篩乞丐？

這，怎是我們所認識的美好臺灣？

10. 疫苗之亂

（1）兒童疫苗不給打，很多孩子都走了！

衛生福利部傳染病防治諮詢會預防接種組（ACIP）在3月24日的會議，推翻了5-11歲兒童疫苗接種的提案（當時僅BNT有獲美國EUA用於5-11歲兒童接種）。在疫情上升、家長人心惶惶之下，於4月20日的ACIP會議，通過建議6-11歲兒童接種Moderna疫苗，但BNT兒童疫苗則尚須等候食藥署核給EUA。

指揮中心於5月2日起，開放6-11歲兒童接種半劑量莫德

納。由於當時莫德納在6-11歲兒童之接種尚未取得美國EUA、國際上尚缺乏大規模的安全性監測數據，加上許多成人有親身接種的經驗，身體反應比較強烈，令家長們普遍擔心副作用恐會太強，不敢讓孩子接種；而對於2021年在美國已獲准、在許多國家已有大量兒童接種經驗的BNT較有信心。

在社會輿論壓力下，5-11歲兒童BNT疫苗終於在5月16日到貨、5月25日開打，惟此時已接近疫情高峰，在BNT開打之前，此波Omicron疫情已在兒童造成14例重症、5人死亡。

BNT開打，大多必須先預約，但屏東縣政府自5月27日起一連3天在屏東火車站開放BNT兒童疫苗500個名額隨到隨打，許多家長天還沒亮就前往排隊，還有人從北部開車南下。

在兒童腦炎與死亡陰影的恐慌與苦等之下，家長踴躍讓兒童接種疫苗。但，6月6日，蔡總統臉書發文「臺灣5-11歲兒童疫苗覆蓋率高達74.2％」，將確診的19萬兒童人數加進了疫苗接種率中，被發現後，次日修改文字，將「兒童疫苗覆蓋率」改為「兒童疫苗社區涵蓋率」，行政院蘇院長還聲援「確診好就會有抗體」。

在疫情之前不讓兒童先完整接種，等到疫情過一半了、才慢吞吞開打，這時也只是第一劑的接種率，根本稱不上完整免疫。不把事做好，卻玩文字遊戲、在數字灌水，可以灌那麼多，不正顯示，很多孩童都感染了！不就是政府太慢了？

美國於6月14日審查通過Moderna用於6-17歲的EUA；6月15日審查通過Moderna用於6個月至5歲、以及BNT用於6個月至4歲幼兒的EUA。臺灣ACIP於6月27日通過建議

6個月至5歲接種莫德納疫苗2劑，於7月21日開打。而家長們比較敢打的BNT幼兒疫苗則又是到7月29日才獲食藥署審查通過、ACIP於8月8日決議建議6個月至4歲兒童施打3劑BNT。如此多耽擱一個半月下來，想要在開學前讓大部分6個月至4歲幼兒完整接種，又是不可能了。

（2）整天心肌炎廣告，高齡者嚇得不敢打疫苗

在Omicron出現之後，南非與世界各地的科學家，在最短時間內研究證實，Omicron不論對於過去感染或是疫苗所產生的免疫力皆具有顯著的免疫逃脫，也就是先前打過疫苗，仍會感染；但實證資料顯示，接種追加劑，能顯著降低Omicron之重症與死亡約九成，而僅完整接種、未打追加劑者，雖然仍有減少重症的效果，但約4個月後會明顯消退。不論是疫苗或感染所獲得的免疫力，都會有消退現象。60歲以上者在打第三劑滿4個月後再接種第二劑追加劑，能比未再追加者再降低78％死亡風險。

有一些錯誤說法，令民眾不願打第三劑（即追加劑），例如說舊的疫苗怎麼能對付新的變種呢，或者說，得到感染比打第三劑或第四劑好（所謂無敵星星說）。事實上這些說法都是錯誤的。

重症防護主要靠T-細胞免疫，而它對病毒變異不像抗體那麼敏感；但是，隨時間亦會消退，因此需要追加。

此外，疫苗所產生的免疫力，較穩定而一致，但若透過感染來得到免疫，不僅個別差異大，而且，要能通過病毒對你

一關又一關的天選考驗，包括重症與死亡的風險、傳染給家人的風險，以及會有相當高的機率（目前估計約1/25至1/8）會留下後遺症（長新冠）。上述問題，年輕人與小朋友一樣會出現，只是機率高低不同而已。打疫苗會產生的問題，幾乎在感染者也都會產生，但感染產生的機率更高、嚴重度更高。因此，在與病毒共存的時代，透過疫苗來獲得免疫力，才是最安全可靠的方法。

另外，很多長者說自己心臟不好、或有三高，害怕打疫苗會有血栓、心肌炎；有的說身體虛弱，不敢打。事實上，三高與虛弱者，更是感染與重症的高風險群，因此，長者比年輕人更需要打疫苗，而他們疫苗副作用的風險，則遠比年輕人低。由於目前的疫苗，難防感染、但很防重症，所以，無法靠別人打疫苗保護自己（也就是沒有群體免疫這件事），必須要自己打了疫苗，才能得到對自己的保護。

疫苗所產生的血栓或心肌炎，與慢性病人本身的血栓或心臟病，是不一樣的。疫苗所產生的血栓或心肌炎，較常發生於年輕人，而長者發生這些副作用的機率，尤其是mRNA疫苗的心肌炎，是低之又低。

英國、以色列、新加坡、南韓等，其長者完成三劑疫苗的比率皆接近或超過九成，在這個前提下，只要能調控讓疫情上升速度不要衝太猛，則通常病例致死率就不會衝太高。

然而，臺灣65歲以上長者，連第一劑疫苗都還沒打到九成！而且，西方國家通常是長者的接種率非常高、近乎100％，而年輕人則較低。臺灣的情況恰好相反，年輕人有鴻

海、台積電與慈濟捐贈之BNT疫苗，而且很多在校園施打，非常方便，接種率非常高，迄2022年4月11日，18-29歲兩劑完成率已達94.7％，而30-49歲兩劑完成率也達92.5％，可能是考慮工作與活動需要、而且也希望保護家人。但年齡愈高、接種率反而愈低，50-64歲第一劑接種率僅88.1％，而75歲以上僅有77.7％。

針對長者，應不只是以金錢或快篩做贈品鼓勵之，更要讓醫師有正確訊息、協助鼓勵高風險病人接種，列為醫療品質之一環，並透過大眾傳播媒體等加強鼓勵、釋疑；對於行動不便者，則應有系統的提供到府接種。

11. 兒童腦炎，是因為華人基因特殊？或大人做事不負責任？

（1）恩恩走了，孰之過？

政府上上下下強力洗腦「Omicron很輕微」的假訊息，一些網紅醫師不僅大加唱和，還進一步拿數據強調兒童很沒事。然而，站在人生階段兩個極端的兒童和高齡長者，其死亡率能拿來直接相比嗎？不論任何年齡的額外傷亡，都是家屬難忍的痛，而拿原本就是最脆弱的高齡者死亡率來與兒童相比，其結果就是造成對兒童保護的輕忽。

這種心態，造成很多恩恩都走了！包括：

——在3月24日推翻了5-11歲兒童疫苗接種的提案，使得臺灣兒童在缺乏防護的情況下與病毒交鋒。

——放寬停課標準，推出以確診者為中心的九宮格，雖是顧及學生受教權，但缺乏完善配套，例如檢驗、通風等，增加了學生感染機會。

——急著推動確診者居家照護，增加大人傳播給兒童的風險。

——對兒童重症無知且不重視，也就未事先準備，例如：

• 兒童多重系統發炎症候群（Multisystem inflammatory syndrome in children and adolescents with COVID-19，簡稱MIS-C），世界衛生組織早在2020年5月就已提出警示、制訂定義並有官方通報單，臺灣有加入國際衛生條例，但仍輕忽對於此一嚴重併發症之應變準備；

• 神經系統表現及腦炎，在兒童重症住院中並不罕見，臺灣卻大驚小怪，還怪罪可能是「華人基因」在作祟；

• 新冠住院的兒童，需要住進加護病房的比率高達21％，需要預先擴充兒童加護病房；13.4％需要高流量鼻導管氧氣輸送系統（也就是2021年疫情時轟動臺灣的所謂「賈永婕神器」），但，必須準備兒童版的 size。

早自Omicron在南非發源、其後到歐美，我們所觀察到的數據，都顯示嬰幼兒受到的衝擊，數倍於Delta變異株！怎奈民間的示警，就是不受重視。

在決定不給兒童打疫苗的情境下，病毒擴散了，政府與網紅帶風向誤導家長以為兒童不會怎樣，等到兒童重症出來、需要處理，就發現公衛與醫療體系在人力上的困窘，根本無法承擔這種大型災難，而多所瑕疵。指揮官叫大家要自主應變，問題是，小朋友和家長被太多規定綑綁，怎麼自主應變？

恩恩案，就是在毫無配套的新臺灣模式之下，烽火遍地，必然會有的許許多多恩恩當中的一例。如果新臺灣模式沒有錯的話，那麼，恩恩案是一種必然的陪葬。要追究基層的瑕疵，絕對是很多的，但問題恐怕不在這些瑕疵本身，而在於製造了這些瑕疵的上層決策。決策者不也早說了，要怪，就怪病毒吧！而如果我們難以接受恩恩的不幸、無法承擔竟然有這麼多的恩恩、很多孩子都走了！那就必須嚴肅思考，身為大人，如何避免這種失速擴散的人為災難繼續不負責任的發生。

（2）兒童腦炎，以前都沒有嗎？

明明，劇本寫好了，兒童沒事的，哪知兒童就接連出事了！5月底，6個病歿兒童中，5位有「猛爆性腦炎」。大老和官員們，表情凝重告訴大家：好像香港也有這現象，恐怕是「華人」基因的關係！？

我們不反對去探討一下「華人基因」，但，要不要先看一下，西方基因就沒有兒童腦炎嗎？

新冠病毒本來就會影響中樞神經系統，包括急性期、急性後期（多重系統發炎症候群），以及之後的長新冠（long COVID）；大人、小孩都會。

　　早在2020年7月，《美國醫學會神經學期刊》（*JAMA Neurology*）就登出英國倫敦一兒童醫院的分析，在其2020年3到5月50位18歲以下確診住院病人中，27位有MIS-C；其中4位有神經學症狀，包括腦部病變（encephalopathy）、頭痛、腦幹與小腦症狀、肌肉無力、反射降低等；4位都住進加護病房。

　　同一期刊2021年5月登出美國2020年3-12月61家醫院1,695名未滿21歲的確診住院病人之分析，21.5％（365人，於52家醫院）有神經學表現，其中43人（占所有住院兒少之2.5％、占有神經學表現的11.8％）是致命性的神經學表現，包括：嚴重腦病變、中風、腦炎、腦水腫、格林-巴利症候群。

　　《刺胳針》兒童青少年健康期刊2021年7月登出一篇英國的多中心研究，收集自2020年4月至2021年2月在英格蘭住院的1,334名18歲以下兒少新冠患者，其中51名（3.8％）有神經/精神症狀，52％是發生於急性期新冠病人，48％是發生於MIS-C。急性期病人的表現包括：癲癇重積狀態、腦炎、腦病變、精神異常、舞蹈症、缺血性腦中風、格林-巴利症候群等；而在MIS-C階段的表現包括：腦病變、周邊神經系統表現、行為改變、幻覺等。均非常多樣化。

　　香港的研究，分析2022年2月在香港公立醫院住院的0-11歲兒童新冠病人，共1,147位（其中0-5歲有920位）；高達15％（171名）住院病童有神經學併發症，包括14.5％（166名）有痙攣，0.44％（5名）有腦炎/腦病變。

　　從文獻回顧看起來，2020就已經看到不少兒童出現神經學表現，有大型研究顯示其比率有可能高達住院病童的15-

21％，而其中即有一部分會出現致命性的腦炎；這可以出現在急性期，或合併於MIS-C階段。其致病機轉相當複雜，目前推測可能包括血管傷害及發炎／血栓、病毒直接感染神經系統、全身性發炎等。目前並無特別有效的治療，主要仍是就其新冠感染或全身性發炎來處理，以及依據其臨床表現（例如腦壓升高、腦中風等）分別給予相對應之處置與支持性療法等。目前上市的口服抗病毒藥物，尚未能用於兒童，且僅適用於感染初期。對兒童來說，預防勝於治療，包括給予疫苗接種，以公衛手段避免大規模廣泛感染，以及兒童本身若有慢性病則應妥善控制等。

12. 聲稱醫療沒崩潰 重症為何救不回？

（1）醫療資源未準備，很多基隆女都走了

政府歷經2021年疫情的超高致死率，似乎並沒有學到教訓；明明幾個大國的死亡衝擊非常驚人，政府卻洗腦式的一直說Omicron很輕微，完全沒有預估疫情規模、沒有應變整備計畫；既沒有先讓兒童打疫苗、高齡者連一劑都未達九成；也沒有備妥快篩與檢驗量能、沒有及早對最脆弱的長照機構啟動例行普篩；沒有準備輕症隔離照護中心；沒有兒童版賈永婕神器……，整個不就是2021悲劇的翻版？

為了「避免醫療崩潰」，疫情爆發初期，就啟動輕症在家照護、自主應變，接著，把住院標準愈調愈苛，導致明明有空床，但有癌症病史的「基隆女」卻住不進去、回天乏術。接

著，又請醫院把其他病房清空（基本上就是必須讓其他疾病的病人提早出院或不再收新的病人住院），控留更多專責病床，卻也造成醫療排擠。

疫情氾濫，從每天300例、成長到3,000例、30,000例、90,000例，到底要多少醫療資源才夠收治？每天30,000例時，要如何分流，才會像300例時一樣不崩潰？同一個病，會每個星期重症判定條件都在變化嗎？不增加醫療資源、不控制疫情，而控制進入醫療資源的窄門，這是哪門子醫療應變？

加上醫療人員自己也會感染，導致人力短缺，專責病房護病比（一位護理師要照護的確診病人數量），從1比3、1比5、1比7、1比12，上升到不可思議的1比18。但，重症病人有時需要呼吸器、有時因實在沒有人力了，即使還有空床，醫院也無法收病人，發生數起「人球」事件。雖然指揮官一直公布專責病房空床率，似乎醫療資源都夠、都沒崩潰，然而，許多病人卻死在社區。

（2）說好的重症清零呢？快速死亡怎麼更多、重症怎麼都走了？

2021年致死率高，而且高達22.9％是死後或死亡當天確診，37.7％在確診後1-5天內死亡，僅39.4％在確診後存活超過5天。到2022，這種「快速死」的情況，不但未改善，反而更嚴重！據聯合報5月22日之報導，4月1日至5月21日指揮中心公布的490例新冠死亡個案中，27.8％（136人）是死後或死亡當天確診（比2021年22.9％高），14.1％（69人）在確診隔

天死亡、22.4%（110人）是確診後2-5天內死亡，僅35.7%在確診後活超過五天（比2021年39.4%更低）。

從指揮中心每天公布的累積重症人數與其中的死亡數，也可以看出端倪（見圖8-5，見p.13）。這個比率，長期都超過80%（例如7月24日，累積8,977名重症，其中7,743人已死亡），意即重症病人高達八成救不回。此外，每天公布的新增死亡病例，都僅有1/4-1/3是「先前已公布個案」，其餘的（絕大多數死亡病例），是公布死亡的那天，才被加入新增重症人數中，還沒機會住進專責病房，就去世了，占的比率如此之高，有的可能是太慢發現（如上，很高比率是確診不久、甚至確診之前，已經死亡），有的則是在家中或長照機構就地照護，根本不知道病情惡化、也無法給予醫療救治。

所以，事實是，每天都有幾十個、上百個「基隆女」故事在上演，而不是只有一個新聞個案。讓疫情失速擴大，怎可能有足夠醫療資源？靠著把病人「分流」在外面，來維持有空床、醫療沒崩潰的假象，但，病人卻在外面崩潰。有再好的醫療團隊，也無力回天。

I3. 火化之亂

人生旅程的結束，在全世界都視為大事。新冠感染通常來得突然，一發現就必須被隔離，若病情惡化去世，家屬常無法見最後一面，加上對於到底會不會感染的疑慮，大多數亡者都是走得毫無尊嚴，整個過程倉促、慌亂、狼狽，讓家屬徒留遺憾。然而，這一切一定要這樣嗎？

　　世界衛生組織早在 2020 年 9 月，已依據新冠病毒之特性、傳染途徑、與大體處理相關之感染風險證據（在適度注意與防護下，感染風險甚低）等，訂出「安全處理新冠大體之感染預防控制指引」；對於整個流程，從在死亡現場（在醫院、或在家中）之處理、大體包覆、移動、大體解剖之感控、殯葬場所之感控、環境清潔、瞻仰遺容及葬禮等，皆有清楚建議與說明。細節不一一詳述，但就一般人所關心的幾件事，其建議是：屍袋在某些情況可能需要、但並非一律必要；火化並非必要，土葬亦可；可以瞻仰遺容，但勿接觸或親吻；可以辦喪禮（但視疫情遵守各地群聚規範）。WHO 建議第一手接觸／處理人員應做好適當防護，並強調，最重要的，仍是亡者的尊嚴、尊重當地的文化／宗教、以及對家屬的敬重，並強調應避免倉促處置新冠亡者大體，且政府應保留個案處理之彈性，在家屬權利、死因調查需要以及感染風險之間取得平衡。

　　WHO 在 2020 已經有清楚的指引。臺灣在 2021 年 5 月底已浮現家屬抱怨新冠病人遭到倉促草率火化的爭議，但指揮官與疾管署未予理會。至 2022 年 5 月之後，更多死亡湧現，許多死者在不到幾小時內，就遭到火化，令家屬痛苦難當，指揮中心先是表示，只有要求 24 小時之內通報、沒有要求 24 小時之內火化，大家都誤會了！甚至似乎意指是殯葬業者自作主張。此說法引各界譁然，難道是大家搞錯了、提早把大體燒掉了？翻出 2020 年之公文與醫院感控指引，證實指揮中心雖未強制 24 小時，但確實是有要求「盡速」火化。至此，指揮官又改口，24 小時內也沒錯，也算盡速？！（恐怕應該算超速吧？）

　　6月6日全臺首例新冠死亡之青少年，是在輕症康復後回到學校，發生猝死，雖已不具感染力，仍4小時就遭火化，連制服都沒換，家長悲痛逾恆、難以接受。指揮官表示，已請行政院內政部討論，看如何處理更符合民眾需求，也會請殯葬業者一同來商討。

　　東森新聞6月6日披露，早在2022年2月15日，疾管署在自己的「疫情調查」報告中已示警，殯葬業者會擔心受感染，因此會要求家屬在24小時內火化。

　　經查，在疾管署2022年2月15日出版之「疫情報導」登出蔡婉宣等人所著「2020年臺灣首例嚴重特殊傳染性肺炎（COVID-19）死亡個案遺體處理報告」，比較了不同國家之指引，並指出「為減少確認染患嚴重特殊傳染性肺炎遺體處理過程之感染風險，疾管署於3月21日公布「醫療機構因應COVID-19……屍體處理感染管制建議」，……前述建議對於遺體處理時效係指盡速火化或深埋，然實務上相關機構及業者對於以雙層屍袋包覆之遺體存放於太平間或殯儀館冷凍室，即使已避免打開屍袋瞻仰遺容之流程，多少仍抱持著擔心受感染疑慮，而要求家屬於24小時內火化。因此在遺體處理過程中，政府衛生部門扮演重要居中協調角色。」

　　顯示自2020發生第一例新冠死亡，政府已經知道相關問題的存在（亦即政府雖未要求24小時之內火化，但殯葬實務上卻可能會這麼做），該文也有整理不同國家之做法，然而，政府針對相關機構與業者之疑慮，並未加以重視或提供正確資訊釋疑，導致相關遺體，縱使已經使用雙層屍袋包覆，仍可能

因不必要的恐懼，不會被存放於太平間或冷凍室等候，而是在最短時間內加以火化，不限24小時，卻比24小時還快很多！另外，也有可能一部分是當死亡人數暴增時，相關冰櫃或設施不夠，而盡速火化處理。但，只要政府有正視人民的痛，拿出專業好好講清楚，兩層屍袋已經是非常安全，放在冰櫃不會傳染，沒有急於火化的必要；對於不足的設施，則以行政作為協助調度，這些亂象應該早就可以大大改善。

依據傳染病防治法第50條第四項規定，「染患第一類傳染病之屍體應於24小時內、**染患第五類傳染病之屍體應於中央主管機關公告之期限內**入殮並火化；其他傳染病致死之屍體，有特殊原因未能火化時，應報請地方主管機關核准後，依規定深埋。」所稱「中央主管機關」，即是衛生福利部。法律明定衛福部應公告，但，兩年多了，衛福部卻偏偏不公告，一副「沒公告就是都可以啊！」，真有這種事嗎？沒有的。公告有公告的程序，發公文不算公告；法律規定要公告，就應該公告，若不限制時間，就要公告不限制時間，若要「盡速」，就要敘明多快叫盡速，並完成公告程序，供各界遵循。

嚴肅的生死大事，卻用如此曖昧不明的方式，若不是故意要小聰明，就是擺爛，然後任由違反國際標準的做法，擴大製造家屬的二度傷害，等到被質疑了，就玩文字遊戲——就是「盡速」嘛，馬上或4小時火化也算盡速，超過24小時也沒違反規定，「你們都對喔！」看似暖男的慈悲，明明沒限制，卻比有限制更嚴苛，**導致新冠病亡被草草倉促處理，留下家屬的無限遺憾**！

民怨上升後，又做出是「行政院內政部」有事的姿態，要找行政院處理。然而，傳染病防治法寫的明明是主管機關的責任！不實實在在履行法律所明定的義務，以要混、賴皮來推諉取巧，難怪家屬氣憤難當。顢頇的執政者怠惰玩法、在民眾傷口上大力搓鹽，孰之過？

失速共存，耗費人民多少代價？讓事實說話

1. 比頭號殺手癌症死更多，還說Omicron輕微？

當初，定調新臺灣模式時，府院都強調三點：（1）Omicron很輕微，都是輕症甚至無症狀，雖快速傳播，病例數會增加，但無大礙；（2）管好輕症，做到重症清零；（3）不是放任病毒肆虐式的「與病毒共存」，會密切監測、會減災。並宣稱，新臺灣模式，是防疫、經濟並行，是兼顧國家經濟發展與國民正常生活。

Omicron是不是很輕微？我早自2022新曆年前與舊曆年前，就公開投書國內報紙，於2021年12月24日直陳指揮中心對Omicron的誤判、2022年1月26日戳破防疫的大麻式認知作戰，以國際數據，再三高聲疾呼：Omicron並不輕微！我國疫苗接種率還不夠！共存將造成健康與經濟的雙輸！奈何政府根本不當一回事，非要臺灣人親身遭受死劫，來證明別人早就已經證明過的事！

結果如何呢？從4月1日至7月24日，新冠死亡人數7,743

人；而且，病例致死率千分之1.8，幾乎2倍於陳時中口中的目標值千分之1（千分之1是一般所稱的流感致死率）。數據本身，打臉府院與指揮中心，也打臉那些聲稱新冠是流感甚至感冒的「類專家」。

　　這個死亡人數，還不包括有確診卻不被認定為新冠死亡的「認定黑數」、有感染卻沒診斷出來的「確診黑數」，以及因醫療排擠、沒感染卻也枉死的「陪葬黑數」。用涵括所有死亡的超額死亡數來看，依Our World in Data公布之估算，臺灣2022年5月份之超額死亡數為2,369人，比指揮中心公布之新冠死亡1,509例多860人；6月份超額死亡6,389人，比官方新冠死亡數4,395例高出1,994人。光是5-6月之超額死亡8,758人，加上7月份之新冠死亡2,191人（尚未公布超額死亡數字），這一波Omicron已造成10,949人死亡。

　　這樣的死亡，是多還是少？對家屬來說，任何一個摯愛的離開，都是不可忍受之慟！但，如果真要淡定的用冰冷的數字來看是如何？5月份超額死亡2,369人，這導致5月比平時多出總死亡的15.8％；而6月超額死亡6,389人，則比平時多出43.6％！也使6月單月總死亡數史無前例的飆破2萬！

　　九二一大地震造成2,454人死亡，各界哀悼、檢討至深，而這一波Omicron所造成的死亡數，不計算超額死亡，就已經超過**4個九二一震災**！

　　美國2022年1月的死亡統計顯示Omicron造成的新冠死亡在大多數年齡層都成為美國人的頭號死因，臺灣的情況如何？如 圖**8-6**（見**p.14**）所示，6月份有4,395例Omicron死亡，

相當於平均每日146.5人死於Omicron；而所有死因合計多出6,389人死亡，相當於每日多死213人；這兩者都高於2020年臺灣頭號死因癌症的平均每日死亡數，也就是可預期Omicron在6月應會登上臺灣民眾當月的頭號死因，超越任何其他死因。每日超額死亡213人，約相當於每日癌症、心臟病與中風死亡之總和，比平常多出近一半的死亡。

如果要讓病人死前都獲得重症應有的醫療照護，全臺醫院病床數至少要多出一半，何況中症人數會成長更多。疫情規模不控制，再多病床也不夠住，而想要維持有空床的假象，當然很多人就是死在醫院外面了！

更難忍的是，死了這麼多國人以後，政府還在大眾傳播媒體鎮日播出廣告，**繼續聲稱Omicron很輕微**，這是何等失德、冷血的公開謊言？這樣的謊言，不只是對逝者的輕蔑、不敬，更是對活人的記憶力與智商的公開挑釁。

2.致死率解讀，犯要命錯誤，到底誰不懂流行病學？

一開始的死亡數據，真的很低；1-3月死亡3人、4月份雖然已經出現恩恩案，但總共新冠死亡數為15人，直到5月才明顯上升。陳建仁教授一直說Omicron死亡率很低，柯市長回批：死亡率低只是假象，雙方互批對方不懂流行病學。這是怎麼回事？到底是誰不懂流行病學？

事實上，指揮中心一路所使用的致死率數據，是一個自欺欺人的「假數據」。

1-3月死亡3人，這段期間的病例致死率為萬分之4.6（含

境外移入）。這麼低，是因爲這個階段主要是境外移入的病人，他們大多爲商務人士、留學生或勞工，是健康狀況最佳的低風險族群，且大多數已接種疫苗，大多是突破性感染。

如**表8-1**所示，4月份本土疫情開始上升。與南非及歐美國家一樣，Omicron是從活動力最高、難以避免群聚的年輕族群開始。他們也是低風險族群，而且，是臺灣疫苗接種率最高的族群。這時病例數竄升、死亡率卻沒升，是大家歡慶Omicron很輕微的階段。依指揮中心公布之數據，臺灣2022年迄4月28日止，63,006例確診本土病例中，40歲以下占63.6%，而70歲以上僅2,352例、占3.7%；這階段共累計9例死亡，致死率萬分之1.4，甚至比1-3月還更低──因爲感染者大多年輕人，而且，1-3月病例數（分母）很小，這時分母一下子膨脹好幾倍了，但死亡數（分子）因時間差，還沒跟上來。

等到從年輕人傳染到高齡者、並經過發病至死亡的時間差（死亡延遲現象），死亡人數上來後，致死率（感染者的死亡

表**8-1** Omicron累積確診數之年齡占比及致死率隨疫情進展之變化

2022期間	累積本土確診數	<40歲占比	>=70歲占比	致死率
1/1-3/31	1,266	55.5%	4.5%	0.79/千
1/1-4/28	63,006	63.6%	3.7%	0.14/千
1/1-5/26	1,612,891	56.5%	6.0%	0.58/千
1/1-6/23	3,458,910	54.9%	7.0%	1.48/千
1/1-7/28	4,488,443	54.9%	7.1%	1.78/千

Source：衛福部統計處

率）也才會開始上升。到5月底，70歲以上占比成長到6%，而致死率上升到萬分之6。到7月28日，70歲以上已占所有病例之7.1%，致死率已達千分之1.78。

所以，不同時間計算出的致死率不同，除了與病例的年齡組成有關以外，另一個非常重要的原因，是死亡延遲現象，也就是病人經過感染、發病、重症再到死亡，這中間會有時間差。新冠疫情的發病曲線與死亡曲線，時間差約相隔1-2周。

從圖8-7（見p.14）可看到，在疫情呈指數爆發階段，每3-4日感染人數即倍增，成長可觀，但死亡數還沒出來，致死率的分母（病例數）形同快速好幾倍的膨脹、灌水，造成致死率嚴重被低估（例如最下方估算的4/16、5/1致死率）。

可怕的是，疫情爆得愈快，分母愈大幅灌水，外行人就會沉醉在這種致死率很低的假象中，陶陶然以為不必擔心，就更相信正常生活似乎是很OK的，不肯在疫情正氾濫最嚴重時拉剎車，殊不知，感染人數養這麼多，等於也就排好要死亡多少人了，等到疫情成長趨緩，潮水退去，死亡人數的增加速度冒上來了，致死率才明顯高上來，但這時感染的已經感染了，來不及了，只有眼睜睜每天報著之前感染、在現在陸續死亡的個案數，一切已經太慢了！

這個現象，在2021年就出現過了，各界一直不了解其背後原因：病例致死率在5月疫情快速上升時，竟然快速一路下滑（因為社區篩檢快速找出大量病例，但死亡卻尚未出現），在5月22日降到最低，其後，死亡病例增加，致死率才開始上升（見圖8-8，p.15）。尤其是5月底6月初，疫情反轉後，致

死率卻「反而」一路向上衝，就是因為分子增加速度開始加快了，而分母增加速度卻已經在下降，一升一降，而有這種現象。疫情一定是發生率曲線走在死亡率曲線前面，發生率會先上升、也會先下降，導致致死率先降後升的現象，是必然的結果！偏偏，外行人搞不清楚，不但不知大禍將至，還得意洋洋，等到西洋鏡被拆穿，還堅持繼續用假訊息洗腦。

對於陳建仁教授批評不懂流行病學、並堅持說Omicron死亡率很低，臺北市長柯文哲於4月30日回批：死亡率低只是假象，是因為從發病到死亡，中間有時間差；是死亡還沒出現，不是真的死亡率那麼低。柯市長是對的！「死亡與確診之間會有時間差」這個事實，一般人應該也很容易了解。

如果非要用流行病學來解釋，那麼，不論是用2021的數據或用2022的疫情曲線，都可以獲得驗證，所以，要計算致死率，標準做法是必須觀察足夠時間。

可悲的是，這件事──「為什麼疫情下降了，致死率卻反而在上升」，在2021年6、7月，媒體就已經大幅報導過、討論過了，但很多人，不知是執迷不悟，或故意誤導，總之就繼續反覆誦唸著Omicron很輕微、Omicron是流感的害人魔咒。

另一個常見問題，是對於「嚴重度」與「衝擊」的混淆。這很像流行病學上「相對危險性」與「可歸因危險性」的差異。學術上常重視相對危險性，但公共衛生上要看的是衝擊、可歸因危險性。例如，臺灣2021遭遇Alpha疫情，Alpha變種的致死率（在臺灣）是5.7%，假設Omicron致死率跟流感一樣低，是Alpha的1/50（約1.1/1000），即使如此，只要感染人數

超過去年50倍（去年4-10月有14,527人感染），即約73萬人感染，死亡人數就可追平去年，但事實上，感染人數已達400多萬人，超過300倍，死亡數可達Alpha之6倍，但實際上，Omicron致死率是1.8/1000,死亡衝擊也就約Alpha的10倍了！哪裡有比較輕微？

執著於致死率（嚴重度），忽略Omicron秋風掃落葉般的傳染力，也就完全輕忽了它的衝擊。但，政府忽略了，民眾卻不會忽略，於是，就自力救濟，減少出門、購物、旅行，加上政府不作為，疫情未能快速收斂，結果，對經濟的衝擊，就不僅非常大，也更久。

3. 說好的兒童沒事呢？為什麼不先幫兒童打疫苗？

當初說兒童、年輕人都沒事。但，結果，**很多孩子都走了！而且，有一些，甚至比恩恩更不幸，他們根本還沒送到醫院，就走了！**

我在投書中早就提醒，兒童在Omicron所遭受到的衝擊，數倍於Delta。

自2022年1月1日至7月28日，臺灣有505名20歲以下兒童及少年罹患新冠中症或重症，有31名死亡。在12歲以下孩童中，有70人罹患兒童多系統炎症症後群（MIS-C）、25名腦炎；有6名孩童死於家中或到院前死亡。就連兒童，都無法做到重症清零，而更悲傷的是，每個孩子都是父母的寶，但，小小生命，連醫院的門都還沒踏進，就已回天乏術；至於要送醫院的，南北都有重症兒童淪為人球，找不到醫療資源收治。重

症清零用喊的就可以？

美國從2021年11月開始幫5-11歲兒童接種BNT疫苗，新加坡也在12月開打，但臺灣直到2022年3月24日ACIP會議，仍否決5-11歲兒童疫苗接種。直到出現兒童死亡、腦炎，家長恐慌，政策才轉彎，但，仍先通過美國尚未核准、國際尚缺大規模安全性數據的莫德納給6-11歲學童打，到了審核學齡前幼童疫苗時，又來一次，結果就是家長觀望、不敢打。

5-11歲兒童的疫苗，是等到有兒童犧牲了，才慢吞吞開打，至於4歲以下幼兒的疫苗，美國是預計6月份才要審查。迄7月28日止，0-9歲與10-19歲感染人數接近（分別是495,737人、403,489人），但0-9歲死亡22人，10-19歲死亡9人，前者致死率是後者的2倍。中重度以上病例，分別為397、108例，0-9歲幼童重症率是10-19歲學童的3倍。如果能在遭遇病毒洗禮之前先接種疫苗，依目前國際對於幼童疫苗的重症保護力研究報告，0-9歲幼童的重症率應可減少約五至八成。

口服抗病毒藥物目前尚未能使用於兒童。在未打疫苗、沒有藥物的情況下，如何減少兒童的不幸？就有賴於做好校園防疫。然而，指揮中心做的，卻是搞九宮格，放寬停課標準，讓疫情更加擴大。聲稱要維護兒童受教權，卻不使用科學方法，不處理空氣傳播的環境，也不採用檢驗作為及早發現、減少停課需要的輔助工具，不負責任的使兒童在病毒環伺的風險下上課，最後，是在大會考壓力下，教育界、家長界透過縣市政府的決策，救了孩子。

如前所述，聲稱致死率會有多低，就算是眞的，也沒有太大的意義，因爲傳染力太強，只要有夠多人感染，就可預期必會有可觀的傷亡。但政府最不應該的，是自己依法該做的事卻不做，一股腦的宣傳——Omicron很輕微、兒童都沒事。然後讓兒童在毫無準備、毫無保護的狀況之下，遭受攻擊，又堅持不踩刹車。

4. 長照不普篩、檢驗慢吞吞、藥物遲下放，如何管輕症？

沒有主動提供民眾快篩劑，等到症狀出現了，還要一關一關重複檢驗，當然是超過了用藥黃金期間。住在家裡的高齡長者必須親自或家人去排隊，才有快篩試劑可用，陽性以後還必須排PCR；而長照機構更是遲至6月中旬（都已經過死亡高峰了），政府才宣布提供公費快篩。從2021年講到2022年，長照機構淪陷會造成高致死率，應該規律普篩，卻一年一年重覆錯，不肯改就是不肯改，而人民就一次又一次付出更大的生命代價，來成爲官員怠惰下被蒸發的數字。

以所有年齡層合計，2022年迄7月28日，中重症超過2萬人（20,776例），其中，重症有9,277例，有7,980例已死亡，重症患者死亡率高達86％！前面已經分析過，主要是太多重症是在公布爲死亡病例時，才被加入重症名單，不在本來已公布的中症或重症名單中，這些人，與前述小朋友一樣，來不及收入專責病房、或在收入當天，就溘然辭世。太慢發現是主因。前面也提供了2022年5月底的統計，快速死情況與2021年相比，不但沒有改善，甚至更糟！

Omicron的表現非常多元。不像前面的病毒株以呼吸衰竭爲主要奪命症狀，較能看到重症病人喘、知道要送醫院，Omicron病人很多都沒有喘起來的症狀，加上政府沒有準備輕症醫療資源，把病人放在家中，長照機構感染者也被要求就地照護，欠缺完善監測，情況惡化也不易察覺。加上住院條件嚴苛，而且使用舊的臨床表現（主要是缺氧）做嚴重度分類，即使是有早一點被診斷出來的病人，可能也還是死在家中或長照機構。而病房不夠，是只要疫情大肆氾濫就難以克服的現實困難。想要少一點冤魂，就是要踩刹車，控制疫情規模，少一些人感染，才能維持醫療不崩潰、少一些冤魂。

5.那麼，說好的減災呢？

總統、行政院長、指揮官都公開宣示，不是任由病毒肆虐的「與病毒共存」，對於我4月初以亞洲四小龍及英美疫情數據所做的高中低推估，指揮官表示，會努力不要變成那樣。事實如何呢？

事實就是，從4月一宣布，就直接躺平了。大活動照辦、檢驗跟不上（感染者不知道感染，就繼續傳播）、病人擺家中（傳染給家人）、校園搞九宮格、取消公共場所實聯制、不再做疫調、極簡匡列……。疫情愈嚴重，防疫愈放寬。

而與疫情對抗的力量，靠的是人民戴緊口罩、排隊備快篩、少出入公共場所、有異狀趕快驗、小心翼翼保護家人與同事，以及醫院、校園、長照機構的逆勢拚搏，減少群聚感染。

即使在檢驗資源受侷限、人數嚴重低估的情況下，還是可

以看到，病例數在4月以每3-4日感染人數即倍增的速度在向上衝：每日新增本土病例數，4月5日216例、4月9日破400、4月15日破1,000、4月22日破3,000、4月24日破5,000、4月28日攻破10,000、5月10日破50,000。

疫情上衝的速度有多快，與國際做比較，可以一目了然。由於臺灣檢驗量實在低於其他國家太多，因此，使用死亡曲線來比較：

如圖**3-5**（見**p.7**）所示，臺灣的Omicron死亡曲線，有如雲霄飛車般瘋狂；不僅高峰遠高於紐西蘭、日本、新加坡（約3-4倍），也高於南韓，而且，上升速度更是最陡的，比這幾國當中最陡的南韓更陡！

以疫情從開始上升到達到高峰之間所增加的死亡率與所經過的時間，計算死亡率每日平均上升速度，臺灣是南韓的1.33倍。

以新冠累積死亡率的成長曲線，來看臺灣從5/1至6/11所經歷的死亡率成長，在別人是花多少時間達成？日本是花了將近一年。而臺灣在5月以來的快速死亡，使得我們在6月下旬，短短不到兩個月的時間，累積死亡率就追上了比我們更早好幾個月就共存的紐西蘭、新加坡、日本。新加坡、日本、南韓，在Omicron之前，都經歷過Delta，所以，都有在Delta時期就開始累積的新冠死亡率，基礎值比臺灣高，然後又經歷了Omicron。但，他們在走過Omicron的過程，小心翼翼的防範，也就使死亡率增加不多，而臺灣反而一次就把以前贏的都輸光。而這也證明，雖然Omicron傳播力強，但絕不是大家都

這麼把手一攤、任由它傳播，而是相反的，在通過暴風圈時，要更加小心翼翼。

別人面對Omicron，縱使無法清零，不表示什麼都不做，別人有小心拉剎車，讓疫情不要衝太快、衝太高。但，臺灣竟然會有一群愚蠢的政客，面對傳染力最強的變種，卻反而要「正常生活」，猶如選擇颱風天要出去正常捕魚，想不翻船也難；當然是天氣正常才能正常捕魚啊，這難道不是常識嗎？

圖8-9（見 **p.15**）顯示，從Our World in Data所收集的防疫管制嚴格度分數，可以看到，即使是南韓，在疫情期間，還是有管制、有要求的。而臺灣的指揮中心，卻遵照「正常生活」的聖旨，把減災丟到腦後，似乎以為病毒慈悲、病毒自己會幫大家減。

當初南韓疫情已經令全世界驚呼，認為太過瘋狂，大家沒想到，比南韓慢開放的臺灣，竟有過之無不及。

6.說好的兼顧經濟、正常生活呢？

我在多次投書都一再強調，經濟與防疫，是「唇亡齒寒」的相依關係，而非「魚與熊掌」的擇一困境，所謂「沒病死、也要餓死了」，是一種嚴重誤解，真相是：（1）若讓民眾病死，就會有更多民眾餓死；（2）當疫情擴散，很多民眾為了不要餓死，只好病死（冒著感染風險繼續工作賺錢；感染了，為了繼續工作，只好隱匿）。病死與餓死，是難分難離的難兄難弟。

然而，府院及指揮中心從2020年疫情轉到歐美、要不要

針對歐美也採取入境管制，就口口聲聲做防疫也要顧經濟，一路以來，基本上的預設立場，就是認為防疫妨礙經濟，要與病毒共存，才會有利於經濟。

結果如何？與各國一樣，臺灣的谷歌足跡大數據顯示，隨著疫情上升，在4月1日新臺灣模式之後，零售/娛樂場所、公園、交通轉運站，人潮都大大減少了，降幅達四成，直追2021疫情。餐廳、百貨、觀光業、娛樂業、大小商家等，叫苦連天！

行政院在4月15日函請立法院同意「嚴重特殊傳染病防治及紓困振興特別條例」與特別預算的施行期間，要延長一年，到2023年6月30日。行政院5月26日宣布斥資345.6億元推出新一波振興措施，其中127.5億元由特別預算支應，包括提供受影響產業或勞工必要支援；減收國有不動產等相關租金、權利金；延長紓困貸款；延長減徵關鍵原物料稅負及桶裝瓦斯凍漲等，並補助餐飲業行銷規劃經費36.25億元；會展產業展覽補助2.82億元；機場服務設施業者延長補助房屋、土地租金及權利金26.7億元；航空業者延長補貼降落費等23.64億元；觀光產業包括旅行業者團體旅遊、自由行旅客、觀光遊樂業等獎勵振興措施經費55億元；藝文產業有關表演藝術事業營運補助與臺北國際書展等補貼5億元。

可看出投入大筆經費都在促銷、刺激受疫情影響最大的領域，像餐飲、觀光旅遊、展覽等。這些領域會受疫情影響，是因為它們傳播疫情的風險高，所以民眾採取避險自保；政府愈沒有把疫情控制好，它們就愈受害。結果，政府投入經費促

銷，而不投入心力防疫，然後又要急著催大家消費，使得疫情就在每日兩萬多例的水準下不來，形成飲鴆止渴的惡性循環，錢砸得愈多，病死加餓死的也愈多。

7. 國師承認：快篩準備不足，共存須備「三個只要」

（1）「三個只要」？大事不妙！

2022年4月28日陳建仁前副總統在臉書發表「與病毒共存的策略：重症與死亡降至最低～」，以圖表分享各國在Omicron之下的確診曲線、1月以來的致死率。國師說：「我國由1月中旬的0.6％逐漸下降至4月底的0.03％，臺灣目前是COVID-19致死率最低的國家。」

4月28日是每日病例數首度破萬、向上直飆的階段，每日死亡數正要開始上升。這就是我前面指出的，對致死率解讀，犯了致命性的錯誤。

恩恩去世了，國人已經很緊張了，快篩、PCR都排很長了，國師仍堅持，致死率很低、不必拉剎車。

對於國人的焦慮與抱怨，陳前副總統在貼文的結論，提出了三個只要——「在Omicron盛行的現在，防疫的觀察重點不再是確診病例數，而在重症和死亡人數；防疫的目標不再是零感染，而是將重症與死亡數降至最低。**只要疫苗覆蓋率繼續大幅提升、快篩試劑充足而且普及社區基層、快篩陽性而必須接受抗病毒藥物治療都能在黃金時間內接受治療，重症數及死亡數即可大量減少，無須過度恐慌。」**

　　而這三個只要，使游盈隆5月5日在其臉書貼文驚呼：大事不妙！

　　游盈隆指出，陳建仁教授是蔡總統最信賴的防疫專家，看到最後一段的三個只要時，「就感覺大事不妙了」；這「不就是預告蔡政府當前最欠缺的3項作為嗎？這難道是陳前副總統委婉向人民示警嗎？」他說：「要快篩沒快篩，要疫苗沒疫苗，要治療藥沒治療藥……」，這是一位當過部級醫院院長昨天親口對他述說的感嘆，反映的是社會普遍的心聲與無奈。這是典型的民怨，而且深沉。他表示，「隨著每日確診者大量增加，中重症患者與死亡人數快速攀升，家屬無語問蒼天；快篩一劑難求，一般民眾阮囊羞澀尚須擠出500元來買；兒童父母面臨莫德納或BNT疫苗選擇的進退兩難，心急如焚；治療藥如Paxlovid量少價高，民眾只能乾瞪眼，懷疑只有權貴能拿到。到底為什麼？一貫以「會做事」自豪的蘇內閣何以淪落至此？」

（2）《衛報》採訪，承認沒有準備足夠的快篩供應

　　2022年5月9日英國《衛報》以**「曾經是零新冠的模範生，臺灣學習與病毒共存」**為題，報導臺灣的快篩之亂，包括民眾在藥局外排隊搶買快篩、醫院急診被急著做PCR檢驗的民眾癱瘓。接受訪問的陳建仁前副總統表示，不同於香港的失控、上海的嚴格封城，新臺灣模式走的是第三條路─壓平曲線（減災）。至於被問到是否有效？陳前副總統說**「是的」**，「病例致死率非常低，99.75％的Omicron都是輕症或無症狀，

民眾與企業正常運轉，沒有封城或恐慌」，大致就是重談前面提到的錯誤論調，而且，顯然忽視了學校這裡停班、那校停課的混亂，也沒注意到餐廳生意早已受到衝擊。

《衛報》犀利指出對臺灣防疫的觀察說，社會對政府有一些批評，包括認為是「被動反應多於超前部署」；「規則和法令幾乎每天都在變化，愈改愈多」。很多長者不願打疫苗，而12歲以下兒童的疫苗，則一直到父母焦急訴求，才剛准許要打。護理人員反映欠缺防護裝備，且因太多同事被隔離或需要照顧家人，而嚴重欠缺人力，卻得不到足夠支援。醫護被要求只要檢驗陰性就繼續工作，而且仍因疫情被禁止出國。並引用臺灣民意基金會的民調，臺灣民眾對於與病毒共存，正反意見相當，贊成者有45％、反對者46.3％。

陳前副總統向《衛報》表示，沒想到病毒不等人！也承認臺灣沒有準備足夠的快篩供應，目前數量不足；面對批評，政府已恢復讓零售商以市場價格販賣非配給的試劑。

（3）承認「與病毒共存」沒超前部署，要怪就怪病毒吧

到了6月23日接受國內「新聞不芹菜」網路節目訪問時，陳前副總統再度表示「今年1月我開始主張與病毒共存」，再次提出疫苗接種率要高、篩檢工具要下到基層、抗病毒藥物要足夠採購，但「在這過程當中，Omicron就進來了」。主持人黃光芹問，國外是在去年底先一步走在我們前面，「而且量比我們大太多了，我們為什麼沒辦法去學習他們曾經經歷過的？我們這些準備工作沒有超前部署？」並引述本人之評論，「國

外是早臺灣開始，臺灣是 4、5 月才馬上進入高原期，我們先前為什麼沒有準備好？」陳前副總統認為「這一次比較始料未及的是，Omicron 進入臺灣以後，它的散播速度快到幾乎很難抵抗」，所以在整個整備或採購的過程，「無可諱言的，確實我們是比較晚一點開始」，包括快篩試劑來的速度不夠快。

（4）是病毒不等人，或人根本不理會病毒？

事實上，病毒哪裡沒有等人？真正問題是，整個高層，從 2022 年 1 月到 7 月，都持續不斷的宣傳 Omicron 很輕微、大多數是輕症或無症狀、致死率很低！

4 月爆發，已經比別人多出 4 個多月的時間準備了，何況，陳前副總統也承認，他從 2020 年就建議要共存了！

從 2020 以來，與病毒共存的國家，就是要準備非常多的檢驗量能、要篩個沒完沒了；2021 有了疫苗，大家積極提高疫苗接種率；而 2021 年底出現 Omicron 之後，大家力拚長者第三劑要打到 90% 或更高、兒童開始接種，要建立抗病毒藥物的快速發放系統，並且更方便而廣泛的發放快篩、口罩。大家都知道，共存需要準備大量照護資源、醫療物資，醫護都會累壞。此外，共存會留下高比率的民眾長期受新冠後遺症所苦，還會影響到公司行號與工地的復工、機場正常運轉等。所有這一切，都是早就知道、而不是到 4 月以後才知道的。但，既然堅持 Omicron 很輕微，那還需要做什麼？

陳前副總統從 2020 以來一路主張的，流感化、建議共存，其實，就是採醫療模式，反對公衛模式；而醫療模式最基

本的，就是三寶——試劑、藥物、疫苗，而且，前面國際分析已經說明了，國際經驗已經證明光靠三寶還是不夠的，必須加上公衛措施。更糟的是，就連三寶也無一到位！其中，在檢驗方面，陳前副總統從2020一路以來，都以假陽性會造成醫療崩潰的錯誤理由，反對普篩、快篩；在疫苗方面，2021年親身替高端做宣傳。當2022終於如願實踐共存路線了，卻沒有檢驗可用、長輩與兒童疫苗接種率也還太低，真的是意外嗎？

其實，病毒很慈悲，一直在等人；是人，一手硬要放棄兩年來有效的路線，一手又一直拒絕做該做的準備。兩手空空，如何打仗？

8. 新臺灣模式　證實是春夢一場　到底誰該負責？

（1）新臺灣模式，是不是合法模式？

新臺灣模式，是一個迥異於自2020年1月1日以來的防疫模式。新冠是一個法定傳染病。依照傳染病防治法的規定，政府必須訂定防疫政策，必須有應變計畫，這在前面2021年疫情的部分，已經說明過。但是，面對大規模本土疫情，立委就質疑，在2021沒有應變計畫，2022戰略大轉彎，還是沒有應變計畫。

沒有應變計畫，導致整個決策，欠缺事前的評估，對於會有多大規模的感染、多嚴重的死亡，需要多少防疫人力與物資，統統一概不知，都等到感染人數不斷突破、死亡出來了、腦炎出來了、大排長龍出來了，才開始去張羅。

所有這一切，都在傳染病防治法有明確要求：

　　傳染病防治法第5條，中央主管機關權責包括：
「（一）訂定傳染病防治政策及計畫，包括預防接種、傳
染病預防、流行疫情監視、通報、調查、檢驗、處理、檢
疫、演習、分級動員、訓練及儲備防疫藥品、器材、防護
裝備等措施」。

　　而「中央流行疫情指揮中心實施辦法」第3條明訂，
指揮中心之任務包括一、疫情監測資訊之研判、防疫應變
政策之制訂及其推動。二、防疫應變所需之資源、設備及
相關機關（構）人員等之統籌與整合。

至於致死率算錯，並不能作為錯誤決策或不作為的藉口。
各國的數據，各大資料庫都有，英國第一波Omicron致死率
達千分之1.7，而本人在1月26日的投書，也已經提出來了。
表8-2（**見p.204**）顯示，事實證明，臺灣的致死率比鄰近國家
高，也比英國高一些。

只要是法定傳染病，就應該依照傳染病防治法之規範辦
理。防疫政策要大轉彎，應該提出新的應變整備計畫。至於如
果新冠真的已經變得很輕微，毋須再執行既定政策、毋須嚴肅
防疫，那應該提出評估報告，召開專家會議之後，將其公告除
名，不再歸屬法定傳染病，如此，政府就毋須執行傳染病防治
法所規範之義務，只須就其成敗，負政治責任。

但是，如果還是法定傳染病，那政府就有依法行政的義
務，不只是負政治責任而已。

表8-2　2021年12月1日以來各國Omicron致死率比較

	累積確診率% 12/1-8/1	累積死亡率 每百萬人 12/1-8/1	致死率 每千人 (12/1-8/1)
紐西蘭	31.5	296.7	0.94
日本	9.0	115.1	1.28
南韓	37.6	412.5*	1.10
新加坡	26.6	142.3	0.53
臺灣	19.2	340.1	1.77

Source：衛福部統計處
註：南韓2021年底先有一波Delta，因此死亡人數包含兩波

　　政府會有如此之盲勇、硬衝，最大的問題就是：為什麼法令對政府的責任義務有清楚規範，但政府卻可以把傳染病防治法扔在一邊？政務官或許有政治上的考量而蠻幹，那事務官呢？

（2）原來，有超前部署的，是這一樁

　　回顧防疫報導，一路以來，不斷出現的是指揮官的參選消息，自4月以來更加甚囂塵上！指揮官在4月10日出席臺北電器空調3C影音大展（影音大展跟防疫是什麼關係？）宣傳正常生活、到長老教會演講嘲笑對岸的上海封城，而此時，臺灣病例數已經往上衝，全臺有三、四萬民眾遭匡列隔離，連蔡英文總統也因家人確診而無法倖免；在野黨則正在反映，隨著本土確診案例愈來愈多，許多企業、學校等都規定要「快篩陰

性」才能進出，但臺灣快篩試劑的價格，比國外都高兩到三倍，認爲不合理，甚至治療重症的「口服藥」採購量也不足，痛批政府未能「超前部署」。

一方，是民眾的壓力與在野黨聲嘶力竭的狗吠火車，另一方，是悠哉的跑無關積極防疫的行程。

7月10日傍晚，民進黨選舉對策委員會建議徵召衛生福利部部長、中央流行疫情指揮中心指揮官陳時中，陳立即發出聲明—「責任來，我就扛」。

同一晚，馬上，就迅速發布臉書粉絲專頁及媒體群組，才晚間10點，臉書粉專已有超過4萬人按讚。動員力、效率之強，與防疫判若兩人。這一天，新增27,708例本土個案、71例死亡。前一天，7月9日，新增28,028例本土個案、94例死亡。

7月12日，衛福部舉辦《戰疫堡壘》新書發表暨感恩茶會，衛生福利部長陳時中、衛福部醫福會執行長王必勝等人出席。有媒體稱「民進黨預計明天在中執會上提名並徵召陳時中代表參選臺北市長，外界認爲在此時出新書是參選起手式」。這一天，新增31,152例本土個案、60例死亡。

7月13日，民進黨中執會正式提名衛福部長陳時中參選臺北市長。這一天，新增29,849例本土個案、49例死亡。

7月17日，民進黨舉行全國黨代表大會，民進黨臺北市長參選人陳時中一早在臉書貼出努力爲新書簽名的照片說：「我的新書《溫暖的魄力：陳時中的從醫初心》在今天出版上架，我準備了很多作者親簽版要給大家。」這一天，新增24,196例本土個案、73例死亡。

　　7月18日，前衛福部部長陳時中正式卸任，交棒薛瑞元，在衛福部進行交接典禮，據報導，第一句話就說：「請大家惠賜一票」。在行政機關上班時間，當著非常多歡送的衛福部公務員和員工，有沒有違反行政中立？這一天，新增17,549例本土個案、48例死亡。

　　7月19日，在臺北霞海城隍廟召開「市長競選團隊公布記者會」，感謝陳建仁前副總統擔任競選總部主任委員，領導堅強的市議員團隊及最強立委組成的智庫，將提出對臺北市最好的願景與政策，讓臺北起飛。這一天，新增26,779例本土個案、37例死亡。

　　自2022年1月1日起，迄7月18日陳時中正式卸任，累計4,251,352例本土個案，7,408例死亡。

　　確實，是在準備參選，執政黨黨代表大會的日子，耽誤不得。一切，早都準備好了，彷彿結婚典禮，有主角、有鑽戒，時辰到了，照流程走，徵召、粉絲專頁、兩本書、總統級的競選團隊，完美的超前部署，沒有臨時才發現缺書、缺幕僚、或找不到助選團隊。

　　一般人的想像或許是，既然要參選，不是更應該「把事做好」、把防疫守好？怎麼會是以全民的生命與生計為代價，來配合選舉時程，選舉至上？

　　或許，有些人想的，就是與一般人不一樣，並且相信一般人是很容易可以操弄的。

　　徵召提名指揮官的，正是從1月就定調Omicron很輕微的總統。

在黨代表大會誇耀防疫成功的，是沒有經過專家會議、不具指揮官法定身分、就逕行宣布不負責任的新臺灣模式的行政院長。

而新郎官，則是在自傳稱自己守法，卻闖關不符國際標準的私人疫苗；說守分，卻濫用政風去出征地方衛生局、在疫情嚴重時拖延阻卻民間疫苗捐贈；自稱誠實、卻說3+11會議是副指揮官開的；說盡責，卻年復一年防疫物資還是沒準備；稱無愧，是在民眾傷亡最慘重的兩個月忙著競選籌備、死亡上萬人仍舊榮耀參選的至尊指揮官。

指揮官7月接連端出的兩本書，忙著定稿、付印的時候，不就正是5月、6月，臺灣感染人數登頂、接著死亡人數也登頂，疫情最慘烈的時候？**圖8-10**（見**p.16**）顯示，臺灣兩年多來因為清零路線而能累積的防疫紅利，也就是原本呈現負數的超額死亡，在5、6月分別因多死了2,369人、6,389人，而由負轉正、由盈轉虧了。很難想像如何能無愧。

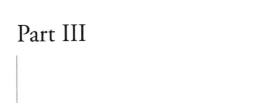

Part III

反思與前瞻

第**9**章

痛定思痛

全球人類用生命與生計交織出一場空前實驗

2020以來，年復一年、一波又一波，歷經不同變種、不同時空與防疫條件，新冠病毒似乎在嘗試傳遞恆定的訊息：

1. 人類可以被它打倒，但也可以控制它。
2. 有效的控制方法，在不同文化、人種或收入、不同政治體制、不同經濟發展水準、不同時間，都一樣有效大幅降低傷亡。
3. 如果不採取有效方法，即使已經歷一次又一次死傷，仍會繼續死傷（直到病毒真正變溫和，但不知是何時）。
4. 不論人均收入多高、醫療體系曾經排名多好（例如瑞典醫療體系曾排全球第一，壽命與公衛體系在全球都是名列前茅），只要不採取有效方法，一樣會有很嚴重的傷

亡，而且即使在有了疫苗、藥物以後，傷亡依舊高。

5. 曾經有效控制、傷亡很低的，如果放棄有效方法，即使有了疫苗與藥物，仍會出現嚴重傷亡，而且，死亡不亞於第一年其他國家的遭遇，例如：挪威、南韓、臺灣。

6. 有效的控制方法，即使只用一些、不用到極致，也足以減輕傷亡，例如：日本、新加坡。

　　疫情可縱、可控，有作爲，死亡就低，不作爲，甚至鼓勵群聚、用錯誤的訊息麻痺人民、使支持者信以爲眞、放鬆防護，死傷就會慘重。

　　有效控制方法是什麼？經過不同學術團隊反覆比較驗證、也獲得WHO專家的確認，就是公共衛生，包含三段五級設計：在初段預防上，第一級是針對傳播方式採取通盤防護（小自個人戴口罩，環境通風，大至必要時的停課、停餐廳內用、減少大型群聚等），第二級是針對病因採取特殊防護，也就是疫苗，應普及接種；次段（第三級）預防是提早發現感染，進而能透過隔離而支援到初段預防，也使三段預防的妥善治療（第四級）與長新冠復健（第五級）得以及早展開。

　　公共衛生包含醫療，但超越醫療。在疫苗與抗病毒藥物發明之前，它已經能拯救生命、避免災難，在疫苗與抗病毒藥物發明之後，它能使醫療效果發揮到最大，並侷限疫情規模，避免醫療崩潰、減少社會失序。

　　公共衛生的非藥物措施，不需昂貴物資，卻能創造健康、社會公平與經濟之共贏，正是實踐永續發展精神的做法。公衛

模式與醫療模式之差異，正如同永續經濟與傳統經濟之差異，從一味以花錢解決問題卻衍生更多問題及不公平，轉爲有方向感的以企劃及設計來解決問題且更公平，它實踐的不是有形的價錢，而是有錢也買不到、但不用很多錢也能做到的「價值」。

公共衛生需要的，是決策力與執行力。而正由於人治太不可靠，因此，應該有系統的規劃並借重各界專家，此外，對於最重要的事務，最好形諸於法律，就特定事項，明訂政府、相關業者與人民之責任、義務，具備強制力、約束力，對社會形成更堅實的保障。

可惜的是，在西方世界追逐資本主義的最高利潤之下，高舉自由旗幟，反對政府干預，公共衛生不受歡迎、日益式微。

而臺灣很幸運的擁有完善的傳染病防治法，卻在一黨獨大、總攬五院大權之下，被棄之一隅，且不受監督、節制，導致在世紀大疫來襲時，政府說棄守就棄守，無法持續貫徹法律對人民之保障。非常可惜！也應該深入反省：法律明定的責任義務不執行，釀成重大災害，眞的是民主法治社會所可以接受的嗎？

臺灣防疫如何評價 —— 三年應該合在一起算嗎？

行政院蘇貞昌院長在民進黨全代會報告施政績效，指出在主要的國家中，臺灣染疫死亡率最低，超額死亡率是世界第三低。聽在新冠亡者的家屬與正爲新冠後遺症所苦的民眾耳裡，

或許百味雜陳。

「兩年半來」臺灣全體人口的「新冠累積死亡率」與「累積超額死亡率」，是應該合在一起看的嗎？

從前面的分析已經看到，每一波疫情的命運，幾乎是獨立的；遇到疫情時，若不作為，則總是死傷很高，但若下一次積極作為，就能大大降低死傷。既沒有必要因為前次沒做好，以後就不做好，也不應該因為過去做得好，現在就揮霍「防疫紅利」。

前面幾波，臺灣遵行傳染病防治法的規範，在SARS建立的基礎上，逢凶化吉，盡量減少了傷亡。現在開放，並不會時光倒轉、一次有好幾波傷亡。表面上三年總合的死亡比別人低，那是表示前面做對了！

但問題是，這一波，與別人相比如何？蘇院長顯然知道，比起來實在不好看！臺灣累積死亡率一舉超車了比臺灣早很多開放的日本、新加坡、紐西蘭，死亡率飆升速度更勝南韓，致死率也比其他國家高。2022年每百萬人口的新冠死亡數，以保守估計，已接近佛系瑞典2021年的新冠死亡率。

Omicron傳染力很強，而且早自南非2021年12月的數據，就知道並不輕微。就算現在的事務官不看國際資訊，至少國內專家已再三於報紙投書、提出警告。是什麼樣的政府，不但不做好準備、不提醒人民防範，反而火力全開，大肆用納稅人的血汗錢，對疫情公然傳播假訊息，不斷聲稱「Omicron很輕微，大多數都輕症或無症狀……」，無視於生命一個一個消逝，且在6月份每日新冠死亡數已超過頭號殺手癌症，而5、6

月之超額死亡8,758人、7月新冠死亡2,191人，合計10,949人死亡，光是2022這一波，已超過**4個九二一震災，請問，這樣還繼續宣傳其很輕微，臺灣人為什麼不憤怒？**。

尤其是，不論從臺灣1-3月對抗Omicron的經驗，或是借鏡日本、新加坡、紐西蘭的實例，很多死亡確實是不必要而且可以避免的！

政府用嘴巴說很輕微，病毒就會輕微嗎？4月初已經知道檢驗沒準備、兒童疫苗還沒打、藥物買太少給太慢，指揮官對疫情規模沒概念、沒盤算，對於快篩該買多少還在用清零時代裹小腳式的估算，既然如此，當看到疫情開始失控，為什麼還是不肯踩剎車？

一個恩恩已經很不捨了，而事實上，很多恩恩都走了。很多，在抵達醫院前已經死亡。我們所一向引以為傲的健保醫療體系，最卓越有愛心的醫護團隊，都還來不及幫上忙。

明明總統與行政院院長都很清楚說不會放任病毒肆虐、會減災。結果，先是不準備、搞不清楚自己正在做什麼，等到情況失控，還在爭議誰不懂流行病學、誰的著作等身，反正，就是不剎車、不減災。這一切，到底為了什麼？不該給人民一個合理交代嗎？

剎車減災有沒有用，如**圖9-1**（見**p.16**）所示，看原本4月23日發生率居當時戰國六雄（全臺疫情最早竄升的六個縣市）第四高的臺北市，到了7月底確診率與名次的變化，或許也可見一斑。臺北市先是在4月底就超前部署授權學校停課，到5月中又積極啟動會考後全面改遠距上課，到了7月底，它的確

診率18％，掉到全臺第12低，成功退到中段班，脫離六雄，而其他五縣市都還高高在那兒。

　　人民並未苛責政府無法持續清零，但是，明知該準備的防疫三寶卻無一到位，而說好的減災，也不做；有法令，卻不依法防疫，叫全民自主應變；決策不先與基層溝通，民眾無所適從，還說要怪就去怪病毒；造成一萬人死亡，還是繼續拗說都很輕微；重症有86％都死了，這叫做清零？還誇耀有「把事做好」（指揮官的競選標語），這是何等的諷刺！

為什麼開放不能等、傳播速度不能緩？

　　美國如期在6月15日審查通過了莫德納疫苗用於6個月至5歲幼兒，以及BNT疫苗用於6個月至4歲幼兒的EUA。這兩個疫苗先前就已經在進行臨床試驗、準備申請用於幼兒，這是國際都知道的。6月中要審查的消息，在4月底就發布了。

　　如果以蒼生為念，應告訴大家新冠的傷害，包括長新冠，而非散播不實訊息說很輕微、還講無敵星星，好像感染比較好；主要傳播途徑也要弄清楚、跟大家講清楚，針對空氣傳播做好防範。如此，請大家再稍微忍耐3-4個月才開放，把握這段期間，把疫苗、快篩試劑、藥物準備好，還沒打疫苗的趕快去打，把高齡長者的三劑接種率盡量拉高到九成以上、5-11歲學童疫苗開打，並預先下單6個月大以上的幼兒疫苗，然後，在8月左右開始鬆綁防疫措施，這時，疫苗效果正好，又適值暑假停課，擴散速度不會那麼快。而且，所有年齡層都可以打

疫苗了，各年齡層民眾，都已可以共同承擔部分防疫責任。

或者，在3月底、4月初疫情蠢蠢欲動時，政府了解到自己防疫三寶都還沒到位，應該先採用公衛措施，包括擴大篩檢、限制大型活動等，盡力爭取時間，那麼，不論根據先前對抗Alpha的經驗、1-3月的經驗，或新加坡、日本、紐西蘭對抗Omicron的經驗，傷亡規模一定可以小很多。

不肯緩，這麼急，到底為了什麼？

犯過的錯誤，有改善嗎？

人民並不會苛責政府永遠不犯錯。但，一個以民為念的政府，會努力改正錯誤，避免同樣的問題反覆發生。如**表9-1**（見**p.218**）所示，就防疫最重要的幾件事，追蹤比較這三年來是持續精進、或依然故我，而疫情又是如何控制下來的呢？可看到，同樣的錯誤，重覆在發生，而依靠的似乎就是地方政府與人民的自主應變。

自由、人權的迷思與真諦

在一般人心目中，自由是人權；不自由，毋寧死。但，真相是什麼？

在危難下，自由與人權可能是相左的，所謂的自由，可能是一種放生、物競天擇。而「公平競爭」、各自求生，則是強者讓弱者自生自滅的美麗詞彙。

表9-1 臺灣三年來主要防疫事項表現

	2020	2021	2022
防疫路線 （國師主張）	流感化； 以生技產業發展 因應	應該共存	共存後： 沒想到三寶還沒準備， 疫情就來了
邊境管控	前後態度不一： 武漢 vs. 英美	3+11、諾富特	機場與檢疫旅館疏漏連 連
檢驗	不足、 以假陽性會使醫 療崩潰之理由反 對入境普篩、 政風之亂	雙北以廠商捐贈試劑進行 社區設站，還遭出征是在 推廣快篩；疫情爆發時尚 未核准任何一家家用快篩	昂貴又缺貨； 日以繼夜大排長龍、疫 情後才超快速核准唾液 快篩、出現早被國外點 名之黑心快篩
疫苗		疫苗乞丐之亂：政府稱有 採購卻總沒到貨，仰賴外 國捐贈； 疫情肆虐，民間要捐國際 疫苗卻備受阻攔； 不顧警告，硬給私人疫苗 不合藥事法也不符國際 標準的EUA，總統、副總 統、國師齊宣傳	3月24日否決5-11歲兒 童打疫苗； 在美國同日通過的兩 種6個月大以上幼兒疫 苗，在臺灣ACIP卻前 後相差一個半月才通 過（後者在等TFDA的 EUA）
藥物		未準備單株抗體、高流量 鼻導管（賈永婕神器）	抗病毒藥物之領用率到 接近疫情高峰才明顯上 升
口罩	缺貨、排隊、聲 稱沒生病者不必 戴	聲稱N95會太悶	聲稱N95會太悶
空氣傳播	否認	否認	漠視
阻斷措施	不直接反對媽祖 繞境	停課及升三級慢半拍	不停辦演唱會及繞境、 不停課

（續）

	2020	2021	2022
指揮官耍暖下的社會代價	不下令停辦，結果主辦單位被網軍出征、公審	部桃處理慢吞吞，到最後終於發現全院是紅區	火化之亂：沒公告，卻比最嚴的還嚴
致死率	比全球低	高達全球3倍	比日、韓、紐、星高
快速死		很嚴重；張上淳指是因放棄急救，引反彈：死後才確診如何救	更嚴重：重症患者86％死亡，很多是死後才被加入
疫情如何控制	健保大數據助查境外移入	雙北力挽狂瀾自救；民眾自主類封城	民眾自主類三級；5月下旬20縣市自主停課

　　而瘟疫的情況更加複雜。因爲它具傳染性，物競天擇的思維，最後是所有人都不安全。

　　看一下前面提到的叢聚流行，想像在大浪滔滔的怒海中，要一群人「自由求生」（自主應變），結果，誰會活下來、誰無法活下來？

　　文明的人類世界，知道大海難免有波濤，知道需要建造大船，而非各憑本事下海。大船就是政府、公共衛生體系。然而，當風平浪靜已久，例如，人類已經很久沒有遭逢大疫，在有些國家，大船早已經腐鏽，有些國家，則忌憚於「違反個人自由」，不敢下決定請大家上船。在猶豫的過程，許多人白白犧牲了。

　　疫苗的發明與接種，則猶如提供人們救生圈。當男女老幼都公平的有了合身的救生圈，而海象已相對不那麼凶險，或許

提供了同搭大船之外的另一個選擇。

　　但是，在一個擁有堅固大船的國家，原本也搭載大家安渡兩個關口了，卻在救生圈尚未能發放給所有人之前，堅持撤除堤防、且棄大船於不用，逼迫所有人下海，聲稱回歸正常游泳，這到底是回歸自由與人權，或是違法怠惰、違反人民的健康人權？

　　環境愈險惡，形式上的假自由所創造的不公平也愈明顯。同舟共濟對某些人是不方便的。如何取捨，考驗的是領導者的智慧。更重要的是，盡責的領導者，會知道不同決策的代價，哪些人是脆弱族群、會居於劣勢，而盡力推出因應配套；但，不負責任的領導者，就用自由、人權當作遮羞布。愈是崇高的價值，愈可能被拿來如魔咒般麻痺人們的究責。

────── 第 **10** 章 ──────

瘡痍家園的疫後重建

創傷深遠，振興比防疫更難

　　疫情造成社會失序與永續發展進度延宕，如同一面照妖鏡，暴露出社會既存的結構性脆弱，正是疫情造成多重傷害的入口，也盡顯政治、經濟、環境與社會四大面向與健康之相互依存關係－疫情（健康問題）不僅傷害健康，也傷害各面向，而各面向之不健全，又助長疫情肆虐，形成惡性循環。「一體健康」（One Health）之理念，是認清健康、經濟、就業、教育、環境、乃至不同物種之間，是一個體系，人類與其他生物間、以及不同領域間，彼此禍福相倚，而非各自獨立，彼此的關係，可以是惡性循環，也可以建構良性循環。

　　在歐洲的檢討過程，各國了解不能只是腳痛醫腳的紓困或復原，而是應善用疫後振興經費，策略性投入於符合永續發展核心元素－公平共融、環境友善、數位創新經濟、社會與環境協力發展項目等，也就是透過有方向感的紓困/振興，改善社會結構面弱點，既帶動轉型、亦縮小貧富與城鄉落差，進行

全方位整治，促使社會向前邁進，更能預防及因應未來之生物性、經濟性、環境性等威脅，而非僅是慣性的回到從前。

世界衛生組織歐洲區署於2020成立泛歐健康與永續發展委員會，對疫情產生之跨領域衝擊與疫後振興重點進行實證回顧，包括健康、健康照護、教育、性別平等、工作、環境建設、經濟、政府角色等面向，並對歐洲疫後之健康與永續發展提出七大目標與新策略：

1. 將「一體健康」理念化為行動 —— 加強各層級政府之跨部門協調與合作，深化健康與永續發展之協力共效。
2. 在社會各層級採取行動癒合因疫情加深之分裂，分析健康不平等，促進平權及參與，包括性別平等。
3. 有方向感的研發與創新，聚焦於能增進一體健康行動之計畫。
4. 投入經費以發展堅實、韌性及共融的衛生體系。
5. 創造促進健康投資之環境 —— 將預防與增進照護效率之經費，從醫療保健總支出之統計中單獨列出並有效提升；定期評估各國整備程度；比照ESG做法，設計健康影響相關指標，融入於經濟預測、投資條件、經營策略與風險管理架構中。
6. 改善全球健康治理。
7. 改善泛歐區域之健康治理。

綜整國內外各面向在疫情下遭受之衝擊，基於過去之行政經驗，本書提出跨領域疫後健康與永續協力發展建議示例如表**10-1**。

表 10-1　新冠疫情多面向衝擊與疫後超前部署重點

各面向之衝擊（例）	疫後部署重點（例）
醫療 工作過荷、院內感染、醫學倫理困境、醫療人力流失、員工心理健康、難兼顧家庭、長新冠衝擊	• 解決頭重腳輕的失衡發展，強化基層健康照護功能與整合式照護體系 • 升級數位醫療、遠距醫療與大數據決策支援，增強醫護與病人數位知能 • 因應未來人力，改善工作條件與職業安全，強化員工家庭支持系統 • 強化「長新冠」（long COVID）相關照護與研究
長者健康與福祉 感染與死亡、必要醫療與服務遭排擠、虐待與忽視、財務風險、心理健康、難以參與及貢獻、偏鄉長者孤貧病叢聚困境	• 確保高風險者優先的疫苗接種計畫 • 建立高風險關懷名單，並強化危機下高風險社區之資源調度 • 強化社區關懷、長照體系與醫療體系之整合與雙向通報轉介，及早發現憂鬱、家暴、生活支持、醫療、失能、經濟等需求 • 強化遠距數位資源，提升長者數位知能並依長者合適方式使用 • 檢視法令、資源等結構性的弱點並強化之 • 擴大長者參與及貢獻
教育 校園感染風險、停課令衝擊、遠距學習問題、家庭與社區資源落差	• 強化校園防疫措施與身心健康支持；改善教室通風、空氣過濾，或一部分活動移到戶外進行 • 學期時間之彈性因應 • 改善社區間、學校間之資源落差 • 改善教師人力、專業發展與工作條件 • 發現學生之學習落差，對有困難的學生給予特別協助 • 進行遠距學習整備度（remote learning readiness）評估並改善系統弱點，縮小數位學習落差，並強化師/生（及家長）數位知能 • 建立數位時代之學習歷程與學習成效評量系統
性別平等 高風險行業、照顧角色、家暴、婦產照護遭排擠、單親/低社經婦女	• 性別主流化的資料分析與決策 • 以政策強化家庭支持資源與誘因 • 強化醫護人員家庭支持系統 • 強化醫療分工合作，避免醫療排擠 • 強化對高風險婦女/家庭之支援

（續）

各面向之衝擊（例）	疫後部署重點（例）
工作 職業兩極化現象、零工經濟、工作與收入不穩定、職災新樣貌（感染、交通事故等）等	• 強化工作條件與職業安全 • 就業輔助：技能訓練與工作媒合 • 因應創新、永續、人口變遷與城鄉發展需要，擘劃更完善的經濟布局，並創造多元工作機會 • 基本工資保障 • 健康照護可近性保障（例如外勞） • 因應零工、部分工時等新型態，精進勞動安全與社會安全保障
環境建設 環境及空間影響健康、數位功能融入環境之需要、多用途功能、戶外空間需求增加	• 通盤考量疫情、氣候變遷、人口變遷與資訊化需要 • 特徵：通風、溫度與節能、空間/距離、安全與無障礙、衛生設施、防災/耐災、通用設計、智慧設計等 • 住家、私人交通工具與公共場所融入遠距辦公功能 • 以生活功能更完善的微型社區，減少交通與大型群聚需求 • 更多開放式或戶外式的空間利用與設計 • 道路規劃考量交通風貌之改變 • 強化社區資通訊（ICT）基礎設施
經濟 政客不防疫的藉口、唇亡齒寒下的陪葬者，不同領域之得失不同	• 發展共融、環保、數位的「永續經濟」，考驗執政者之「永續識能」 • 經濟之角色從目的（GDP至上）轉為工具—以政策誘因與反誘因，引領功能性經濟發展 • Total solution：透過有方向感的紓困/振興，改善社會結構面弱點，既帶動轉型、亦縮小貧富與城鄉落差 • 例：搭配觀光業國外/國內市場之消長，推展永續觀光，深耕偏鄉文化、生態與創生，開創深度體驗，並增加全齡就業機會
政府角色 民主國家防疫責任轉嫁於個人、大政府 vs.小政府之省思、決策機制、中央與地方之角色、治理倫理、瀆職與濫權交錯之亂象	• 強化治理能力、倫理與課責，確立健康公平永續之核心價值 • 建立專業決策機制 • 強化衛生醫療體系韌性與整備 • 強化地方政府決策力、執行力與良性競爭 • 民間倡議與監督日益重要，包括立場獨立之專家、智庫、媒體、意見領袖、公民團體、在野黨等 • 檢討選舉制度，包括選舉財務

———— 結語 ————

民主下的瘟疫

建立責任政治刻不容緩

　　一個極權的社會，猶須忌憚於防疫失敗會不會失去政權，為什麼民主社會反而可以肆無忌憚？

　　若說這個病毒是在考驗人類的科技創新能力，人類是過關了。在最短的時間內，人類發明了各式各樣的檢驗，發明了疫苗、還發明了單株抗體、免疫藥物、治療藥物等。

　　若說這個病毒是在考驗人類的科技合作能力，人類也過關了。例如，整隻病毒的基因定序，在2020年1月11日已經由中國大陸完成並提供給WHO、其後全球都有了，在此基礎上得以發展檢驗、疫苗；全球很快就建立基因序列雲，接受各地通報，分析變異路線；疫情相關之全球資料庫迅速成立，隨時能查詢世界各地最新變化、各國曲線；多個學術期刊也將最新接獲的新冠相關投稿公開，讓世人即時掌握最新科研進展。

防疫不僅是科學問題，更是政府效能問題

但，若說這個病毒是在考驗政治人物的能力、人品，民主制度的效能，以及人們的明鑒呢？多少人過關？

生醫領域的進步，何以無法轉譯爲對生命與財產的保護？中間缺了什麼？

所以，新冠防疫不僅是科學問題，也是政府效能問題，更是政治人物的能力、人品與民主監督的問題。最後這個問題最重要：爲什麼明明該預防、可預防的死傷，卻不預防，甚至加速、加重、加大，這，不用負起責任嗎？如果不用，那還有什麼事是不可以的？

國際經驗顯示，以生命爲優先的魔系防疫，較能確保健康、自由與經濟之三贏。臺灣經驗分析，顯示不論遭遇SARS一代或SARS二代，中央執政黨理念上傾向佛系，而對魔系路線則相當排斥、猶豫、打折扣。新冠初期面對對岸疫情時，能毫不猶豫採斷然措施，但面對歐美，則不想鎖國。從初期反口罩、一路反普篩、反封院與封城，倡議流感化、與病毒共存，使臺灣防疫之路，增添人禍、凶險。但有傳染病防治法爲防疫基礎，加以各界強力支持魔系防疫，而能一而再化險爲夷、收拾殘局，回到重新加零或近於零。

國際面對新冠死傷與衝擊的共同沉痛體悟是，失職無能的領導很要命，必須課責。全球醫學期刊龍頭《新英格蘭醫學期刊》（*The New England Journal of Medicine*）在2020美國總統大選前，甘冒大不諱、史無前例，署名「所有編輯」，發表「垂

死於領導團隊的尸位素餐下」社論，痛心指陳，雖是新興傳染病，然並非無前例可以參考，已有中國、新加坡、南韓、紐西蘭等採取檢驗、疫調、檢疫／隔離方法，成功有效清除傳播，並將死亡率大幅降低，非不能也、是不為也！死傷慘重，乃是未做出正確決策、不尊重專業、凌駕科學、操弄民粹之領導失敗與濫權，是「危險的無能」，呼籲人民以選票抉擇，促使政治人物負起責任。在魔系法令框架下的臺灣，死傷必然比美國少很多，但仍爆發5月疫情與Omicron失控，一樣是來自錯誤與濫權、踐踏藥政管理（例如國產疫苗專案EUA），使民眾付出不必要的可觀死傷。

　　一篇針對WHO獨立委員會報告的回應指出，在新冠之前，只有兩件事影響疫情發展－疫苗與隔離，但新冠之後，還要加上：致命的無能、有過失的疏忽、政府的敷衍反應、習慣性過度倚賴無能的組織和個人等。《英國醫學會期刊》執行編輯Abbasi在社論指出，不作為，也是一種作為，都必須負責；決定經濟優先而容許人命傷亡，是一種社會謀殺，而在瘟疫下的公共衛生過失，造成可預防的傷亡，應增列入危害人類罪的範圍內，也應嚴肅檢視所涉及的過失殺人、公職人員行為失當與過失刑責。世界公共衛生聯盟領導力連線委員Jadad在〈面對致命的領導〉一文中亦建議強化對領導者之課責，包括保護吹哨者、鼓勵向國際組織檢舉及調查、確認後公開失職領導案例，並亦倡議將公共衛生過失列入危害人類罪。臺灣有傳染病防治法賦予政府完整權限與明確責任義務，也有廢弛職務罪、過失致死罪、圖利罪等。諸多具明顯因果關係的怠惰、甚

至有故意之過失，絕不能只因有選舉，就一切以選舉勝敗當作負責，視法律及生命如無物。

避免施政無能、疏忽，有賴全民強化監督

臺灣是全世界最不應該有新冠死傷的地方。擁有得天獨厚、完備的傳染病防治法，有訓練有素、行動力強的衛生體系，經歷考驗大幅進階的醫院感染管制能力，也有長期推動健康城市、健康醫院、健康促進學校與健康職場所建立的健康優先之共同價值與普及於各類場所的健康團隊。疫情期間，在野黨與民間專家強力支持清零路線，大力要求、支持防疫做更好，而不是唱反調反對防疫，迥然不同於執政黨長期以來對於SARS防疫的唱反調與抹黑。更重要的是，臺灣有最佳自主性與配合度、具優質公民素養的全體民眾，以及面臨2022地方選舉、個個上緊發條的縣市長，還有海島型的單純邊境與不是太倚賴觀光的經濟。這樣的臺灣還做不好，要怎樣才能做好？

偏偏，得到最大權威與支持的中央政府和指揮官，卻毫不節制的成為防疫最大亂源。一開始堅不承認應該戴口罩，早早就大喊要流感化（這是佛系的典型說法，忽略新冠會留下長期後遺症且致死率高很多），不斷說不可能清零，還懲處無症狀篩檢，不改善檢驗量能，放任自費檢驗昂貴，在疫情熱燒時讓疫苗空窗，硬闖違反科學與藥事法的EUA，機場與港口防疫，中央地方與交通三單位互踢不管，寧用旅館不蓋戰備醫院，甩鍋給萬華與地方政府，大吹網路出征歪風，對無故意之民眾動不動移送檢調、而官員規違規脫罩、抽菸卻不罰……，甚而，

驟然宣布新臺灣模式、要全民在病毒下「正常生活」，高喊達15％感染率以後即可走出疫情、跟上國際腳步、鼓吹染疫成爲「無敵星星」，自亂防疫陣腳、加重分歧對立，嘲諷停課與警戒升級是共產國家做法，堅持放任疫情肆虐……。

正如《新英格蘭醫學期刊》編輯群所說的，若有任何人以這種方式肆無忌憚的揮霍生命和金錢，應都會遭受法律後果，然而，在位的這一群，卻似乎享有極大的行爲豁免權。放任這種行爲模式，則其所造成的傷害深遠，將遠超過這些人在位的時間。

當全球第一次遭遇SARS（二代），臺灣已經是第二次。放任治理違序、違德、違法，不僅付出不必要的生命財產損失，更從根斲傷了民主與法治，預埋未來更大傷亡的條件。治理風氣敗壞的傷害，更加可怕而久遠。

選舉，是最重要的民主程序。對於任何參選人來說，什麼是瘟疫之下獲得最高當選機率的最佳做法？對選民來說，身爲民主的主人，又當如何作爲、給政治人物寶貴的一課，才能促使民主眞正爲普羅蒼生服務，而非只是墮落政客襯衫上遮掩汙點的裝飾品？

新冠疫情讓全球與臺灣看到政治如何決定人民的健康。唯有全民強化監督、找回體質健康的政治，才有安心安全的民生與經濟。

參考文獻

◎ 本文部分內容發表於《臺灣醫療法律雜誌》第3卷第1期，2022年春季號，財團法人臺灣法學基金會醫療法律研究中心出版。

1. World Health Organization. Timeline: WHO's COVID-19 response. https://www.who.int/emergencies/diseases/novel-coronavirus-2019/interactive-timeline，查訪日期：2021年12月28日.

2. World Health Organization, Regional Office for Europe. Statement-Novel coronavirus outbreak: Preparing now as one. https://www.euro.who.int/en/media-centre/sections/statements/2020/statement-novel-coronavirus-outbreak-preparing-now-as-one，查訪日期：2021年12月28日.

3. Pan A, Liu L, Wang C, et al. Association of public health interventions with the epidemiology of the COVID-19 outbreak in Wuhan, China. *JAMA*, 2020; 323(19):1915-1923.

4. World Health Organization. WHO Director-General's statement on IHR Emergency Committee on Novel Coronavirus (2019-nCoV), 30 January 2020. https://www.who.int/director-general/speeches/detail/who-director-general-s-statement-on-ihr-emergency-committee-on-novel-coronavirus-(2019-ncov)，查訪日期：2021年12月28日.

5. World Health Organization. Press Conference on the IHR Emergency Committee on the new coronavirus (2019-nCoV). https://fb.watch/al4D2v_ct9/，查訪日期：2020年1月30日.

6. World Health Organization. Naming the coronavirus disease (COVID-19) and the virus that causes it. https://www.who.int/emergencies/diseases/novel-coronavirus-2019/technical-guidance/naming-the-coronavirus-disease-(covid-2019)-and-the-virus-that-causes-it，查訪日期：2020年3月3日.

7. Our World in Data. Coronavirus Pandemic (COVID-19). https://ourworldindata.org/coronavirus，查訪日期: 2021 年 12 月 29 日.

8. World Health Organization. WHO Director-General's opening remarks at the media briefing on COVID-19, 11 March 2020. https://www.who.int/director-general/speeches/detail/who-director-general-s-opening-remarks-at-the-media-briefing-on-covid-19---11-march-2020，查訪日期: 2022 年 1 月 3 日.

9. Oliu-Barton M, Pradelski BSR, Aghion P, etc. SARS-CoV-2 elimination, not mitigation, creates best outcomes for health, the economy, and civil liberties. *Lancet*, 2021; 397:2234-2236.

10. Independent Panel for Pandemic Preparedness and Response. COVID-19: make it the last pandemic. https://theindependentpanel.org/wp-content/uploads/2021/05/COVID-19-Make-it-the-Last-Pandemic_final.pdf, 2021, 查訪日期: 2022 年 1 月 5 日.

11. Baraniuk C. What the Diamond Princess taught the world about covid-19. *BMJ*, 2020; 369: m1632

12. Gandhi M, Yokoe DS, Havlir DV. Asymptomatic Transmission, the Achilles' Heel of Current Strategies to Control Covid-19. *N Engl J Med*, 2020; 382: 2158-60.

13. Morawska L, Cao J. Airborne transmission of SARS-CoV-2: the world should face the reality. *Environ Int*, 2020; 139: 105730.

14. Wu S, Neill R, De Foo C, et al. Aggressive containment, suppression, and mitigation of covid-19: lessons learnt from eight countries. *BMJ*, 2021; 375 : e067508.

15. Bar-Yam Y, Gurdasani D, Baker MG, et al. The World Health Network: a global citizens' initiative. *Lancet*, 2021; 398:1567-1568.

16. Harrison D. What is driving all cause excess mortality? *BMJ*, 2022; 376 :o100

17. World Health Organization. Classification of Omicron (B.1.1.529): SARS-CoV-2 Variant of Concern, 26 November 2021. https://www.who.int/news/item/26-11-2021-classification-of-omicron-(b.1.1.529)-

sars-cov-2-variant-of-concern，查訪日期: 2021年12月28日.

18. World Health Organization. Ottawa Charter for Health Promotion. Copenhagen: WHO Regional Office for Europe, 1986.

19. World Health Organization. Shanghai Declaration on promoting health in the 2030 Agenda for Sustainable Development. Copenhagen: WHO Regional Office for Europe, 2016

20. World Health Organization. The Geneva Charter for Well-being. Copenhagen: WHO Regional Office for Europe, 2021.

21. Hassel J. Which countries have protected both health and the economy in the pandemic? https://ourworldindata.org/covid-health-economy, 2020, 查訪日期: 2022年1月5日.

22. Singh S, McNab C, Olson RM, et al. How an outbreak became a pandemic: a chronological analysis of crucial junctures and international obligations in the early months of the COVID-19 pandemic. *Lancet*, 2021; 398, 2109-24.

23. Independent Panel for Pandemic Preparedness and Response. How an outbreak became a pandemic. The defining moments of the COVID-19 pandemic. https://theindependentpanel.org/wp-content/uploads/2021/05/How-an-outbreak-became-a-pandemic_final.pdf, 2021, 查訪日期: 2022年1月5日.

24. Islam N, Jdanov DA, Shkolnikov VM, et al. Effects of covid-19 pandemic on life expectancy and premature mortality in 2020: time series analysis in 37 countries. *BMJ*, 2021; 375: e066768.

25. Baker M G, Wilson N, Blakely T. Elimination could be the optimal response strategy for covid-19 and other emerging pandemic diseases. *BMJ*, 2020; 371: m4907.

26. König M, Winkler A. The impact of government responses to the COVID-19 pandemic on GDP growth: Does strategy matter? *PloS One*, 2021; 16(11): e0259362.

27. Horton R. Offline: The case for No-COVID. *Lancet*, 2021; 397:359.

28. Han E, Tan MMJ, Turk E, et al. Lessons learnt from easing COVID-19

restrictions: an analysis of countries and regions in Asia Pacific and Europe. *Lancet*, 2020; 396:1525-1534.

29. Roser M. What is the COVID-19 Stringency Index? https:// ourworldindata.org/metrics-explained-covid19-stringency-index , 查訪 日期: 2021年12月29日.

30. The COVID resilience ranking. The-winners-and-losers-from-a- year-of-ranking-covid-resilience. https://www.bloomberg.com/news/ features/2021-11-23/the-winners-and-losers-from-a-year-of-ranking- covid-resilience , 查訪日期: 2021年12月29日.

31. Mahase E. Covid-19: Experts condemn UK "freedom day" as dangerous and unethical. *BMJ*, 2021; 374 :n1829

32. Brauner JM, Mindermann S, Sharma M, et al. Inferring the effectiveness of government interventions against COVID-19. *Science*, 2021; 371(6531):eabd9338..

33. Banholzer N, van Weenen E, Lison A, et al. Estimating the effects of non-pharmaceutical interventions on the number of new infections with COVID-19 during the first epidemic wave. *PLoS One*, 2021; 16(6): e0252827.

34. Horton R. Offline: COVID-19 is not a pandemic. *Lancet*, 2020; 396:874.

35. Williamson EJ, Walker AJ, Bhaskaran K, et al. Factors associated with COVID-19-related death using OpenSAFELY. *Nature*, 2020;584:430- 436.

36. McKee M, ed. Drawing light from the pandemic: a new strategy for health and sustainable development—a review of the evidence. World Health Organization, European Observatory on Health Systems and Policies, Copenhagen, 2021.

37. Pan-European Commission on Health and Sustainable Development. Drawing light from the pandemic: a new strategy for health and sustainable development. World Health Organization, Copenhagen, 2021.

38. Dinnes J, Deeks JJ, Berhane S, et al. Rapid, point of care antigen and molecular based tests for diagnosis of SARS-CoV-2 infection. *Cochrane Database of Systematic Reviews*, 2021; 3, CD013705.

39. Lu Y, Essex M, Roberts B, eds. Emerging Infections in Asia. New York: Springer; 2008: 118.

40. Chen YM, Liang SY, Shih YP, et al. Epidemiological and genetic correlates of severe acute respiratory syndrome coronavirus infection in the hospital with the highest nosocomial infection rate in Taiwan in 2003. *J Clin Microbiol*, 2006; 44:359-65.

41. Yen MY, Lin YE, Lee CH, et al. Taiwan's traffic control bundle and the elimination of nosocomial severe acute respiratory syndrome among healthcare workers. *J Hosp Infect*, 2011;77: 332-337.

42. Wang CJ, Ng CY, Brook RH. Response to COVID-19 in Taiwan: big aata analytics, new technology, and proactive testing. *JAMA*, 2020; 323: 1341-2.

43. Han E, Chiou ST, McKee M, Legido-Quigley H. The resilience of Taiwan's health system to address the COVID-19 pandemic. *E Clinical Medicine*, 2020; 24:100437.

44. Kucirka LM, Lauer SA, Laeyendecker O, Boon D, Lessler J. Variation in False-Negative Rate of Reverse Transcriptase Polymerase Chain Reaction-Based SARS-CoV-2 Tests by Time Since Exposure. *Ann Intern Med.*, 2020;173:262-7.

45. World Health Organization. Statement for healthcare professionals: How COVID-19 vaccines are regulated for safety and effectiveness, Joint Statement from the International Coalition of Medicines Regulatory Authorities and World Health Organization, released on 11 June 2021. https://www.who.int/news/item/11-06-2021-statement-for-healthcare-professionals-how-covid-19-vaccines-are-regulated-for-safety-and-effectiveness，查訪日期：2022年1月28日.

46. The Editors. Dying in a leadership vacuum. *N Engl J Med*, 2020; 383: 1479–1480.

47. Ford S. Covid-19: the last incompetently managed pandemic? *BMJ*, 2021; 373: n1613.

48. Abbasi K. Editorial. Covid-19: Social murder, they wrote—elected, unaccountable, and unrepentant. *BMJ*, 2021;372:n314.

49. Jadad AR. Facing leadership that kills. *J Public Health Policy*. 2021 Dec;42(4):651-657.

50. 疾病管制署，嚴重急性呼吸道症候群核心教材。https://www.cdc.gov.tw/File/Get/InG8jagjxffXBDW1UexnrA, 查訪日期: 2020年4月9日.

51. 民視，SARS襲臺風暴，2020年3月8日，https://www.youtube.com/watch?v=boKDAW53bi4&t=9s

52. 中央通訊社，勤姓臺商家中消毒　疾管局同事將自我疫調，2003年3月21日.

53. 中央通訊社，政府確立不明傳染病防疫標準 應從SARS開始，2003年3月24日.

54. 聯合報，北市防疫200人隔離 送餐到府，2003年3月28日3版.

55. 聯合報，同班如兩人疑感染 該班立即停課，2003年3月28日3版.

56. 衛生福利部疾病管制署編，《堅持的力量：臺灣檢疫二甲子1986~2016》，衛生福利部疾病管制署，2017年11月，頁147-9、頁163-4、頁199-200。

57. 中國時報，專家：衛署錯失境管先機，2003年3月18日3版.

58. 衛生福利部：新增「嚴重特殊傳染性肺炎」為第五類法定傳染病，中華民國109年1月15日衛授疾字第1090100030號公告，https://www.cdc.gov.tw/Disease/SubIndex/N6XvFa1YP9CXYdB0kNSA9A, 查訪日期: 2020年12月28日.

59. 衛生福利部1/21新聞稿，登機檢疫即時發現首例中國大陸武漢移入之嚴重特殊傳染性肺炎個案，https://www.mohw.gov.tw/cp-4636-51189-1.html, 查訪日期: 2022年1月3日.

60. 衛生福利部，COVID-19防疫關鍵決策時間軸，https://covid19.mohw.gov.tw/ch/sp-timeline0-205.html , 查訪日期: 2022年1月3日.

61. 疾病管制署，新聞稿查詢網頁，https://www.cdc.gov.tw/Bulletin/List/MmgtpeidAR5Ooai4-fgHzQ , 查訪日期: 2022 年 1 月 4 日.

62. 蘋果日報，馬英九批蔡英文未戴口罩　總統府：公眾人物勿冒充防疫專家，2020 年 1 月 25 日，https://tw.appledaily.com/politics/20200125/IYCLNLO2HY4C3VJHEZEYK5ZM6Y/，查訪日期: 2022 年 1 月 9 日.

63. 中國時報，口罩政策不變 蘇貞昌再度表示健康的人不用戴口罩，2020 年 3 月 3 日，https://www.chinatimes.com/realtimenews/20200303002718-260407?chdtv，查訪日期: 2022 年 1 月 9 日.

64. 衛生福利部，COVID-19 防疫關鍵決策網，https://covid19.mohw.gov.tw/ch/mp-205.html , 查訪日期: 2022 年 1 月 10 日.

65. 中央廣播電臺，陳時中：全球第二波疫情將來襲 考驗臺灣不鎖國防線，2020 年 3 月 6 日，https://www.rti.org.tw/news/view/id/2054323，查訪日期: 2022 年 1 月 9 日.

66. 中國時報，專家建議 防疫於境外 須徹底鎖國，2020 年 3 月 18 日，https://www.chinatimes.com/newspapers/20200318000559-260114?chdtv，查訪日期: 2022 年 1 月 9 日.

67. 健康醫療網，入境普篩多做一點不好嗎？陳時中點出兩原因，2020 年 8 月 25 日，https://www.healthnews.com.tw/news/article/47229/，查訪日期: 2022 年 1 月 9 日.

68. 邱淑媞，防疫豈能大小眼，中國時報時論廣場，2020 年 12 月 29 日，https://www.chinatimes.com/newspapers/20201229000626-260109?chdtv，查訪日期: 2022 年 1 月 10 日.

69. 邱淑媞，5 大錯誤 國門防疫失守，聯合報民意廣場，2022 年 1 月 8 日，https://udn.com/news/story/7339/6018122 ，查訪日期: 2022 年 1 月 12 日.

70. 民視新聞網，政風處調查彰化衛生局結果出爐 陳時中：「兩作為」違反指揮中心政策，2020 年 9 月 23 日，https://www.ftvnews.com.tw/news/detail/2020923W0072 ，查訪日期: 2022 年 1 月 12 日.

71. 臺灣英文新聞，桃醫群聚感染擴大 臺灣數百億年節商機怎辦？

2021年1月26日，財經主筆室，https://www.taiwannews.com.tw/ch/news/4111806，查訪日期：2022年1月12日.

72. 中國時報，部桃群聚12例還搞大內宣 邱淑媞轟指揮中心：犯4個要命錯誤，2021年1月23日，https://www.chinatimes.com/realtimenews/20210123000702-260405?chdtv，查訪日期：2022年1月12日.

73. 臺灣英文新聞，桃園醫院「清零計畫」2月3至5日分五梯次對2136人進行核酸檢測，2021年2月4日，https://www.taiwannews.com.tw/ch/news/4117297，查訪日期：2022年1月12日.

74. 風傳媒，國家人權委員會要查18年前和平封院「侵害人權」 李貴敏批：怎不查疫苗黑箱？2021年8月4日，https://www.storm.mg/article/3858852，查訪日期：2022年1月12日.

75. 今周刊，「戰士沒有選擇戰場的權利」親筆信謝各界送暖 部桃院長：病患全數轉院，有信心度過危機，2021年1月19日，https://www.businesstoday.com.tw/article/category/183027/post/202101190028，查訪日期：2022年1月12日.

76. 華視新聞，臺大醫師放長假逃疫情 院長院內信痛批「無情而且傲慢」，2021年5月24日，https://news.cts.com.tw/cts/life/202105/202105242043577.html，查訪日期：2022年1月12日.

77. 康健雜誌，疫情險峻 防校園群聚 雙北高中以下學校明起全面停課至28日，2021年5月17日，https://www.commonhealth.com.tw/article/84202，查訪日期：2022年1月14日.

78. 聯合新聞網，看好了世界！網友「21字」信心喊話臺灣防疫 阿滴也轉發，2021年5月16日，https://udn.com/news/story/120911/5461181，查訪日期：2022年1月14日.

79. 衛生福利部疾病管制署，因應嚴重特殊傳染性肺炎疫情 整備應變計畫109年2月28日，https://www.cdc.gov.tw/File/Get/sR8H-GsvYkVS0nOVFXJ-4w，查訪日期：2022年1月22日.

80. 衛生福利部疾病管制署，應變整備計畫及持續營運計畫，https://www.cdc.gov.tw/Catcgory/MPage/NampyUGdDweVMyoNL1x8gA，查訪日期：2022年1月22日.

81. 中央流行疫情指揮中心實施辦法，修正日期：民國 97 年 01 月 28 日，https://law.moj.gov.tw/LawClass/LawHistory. aspx?pcode=L0050025，查訪日期：2022 年 1 月 22 日.

82. 傳染病防治法，修正日期：民國 108 年 06 月 19 日，https://law. moj.gov.tw/LawClass/LawAll.aspx?pcode=L0050001，查訪日期： 2022 年 1 月 22 日.

83. 嚴重特殊傳染性肺炎中央流行疫情指揮中心，COVID-19 因應指引：防疫旅宿設置及管理，第四版，109 年 9 月 17 日

84. Genet 觀點，快篩快報！寶齡富錦 (1760) 先捐後賣北市和新北市亞諾法先捐 CDC 庫存也被掃光，2021 年 5 月 17 日，http://www. genetinfo.com/investment/featured/item/48683.html，查訪日期：2022 年 1 月 22 日.

85. 聯合報，食藥署核准三款居家快篩 免戳鼻咽準確度達八成以上，2021 年 6 月 12 日，https://udn.com/news/story/120940/5528661，查訪日期：2022 年 1 月 22 日.

86. 中國時報，長照機構成不定時炸彈 新北長照協會：自主快篩治標不治本，2021 年 6 月 2 日，https://www.chinatimes.com/ realtimenews/20210602005497-260405?chdtv，查訪日期：2022 年 1 月 22 日.

87. 中時新聞網，醫療緊繃「缺疫苗缺病床缺人力」一線醫怒轟：政府還缺德 2021 年 5 月 27 日，https://www.chinatimes.com/ realtimenews/20210527003238-260405?chdtv，查訪日期：2022 年 1 月 22 日.

88. 新頭殼，染新冠恐「隱形缺氧」猝死！邱淑媞：輕症者居家隔離有疑慮，2021 年 5 月 22 日，https://newtalk.tw/news/view/2021-05-22/577680，查訪日期：2022 年 1 月 22 日.

89. TVBS，防居家檢疫「快樂缺氧」猝死 中央購 1.5 萬血氧儀發放 記者 楊致中 報導，發布時間：2021 年 5 月 30 日，https://news. tvbs.com.tw/life/1519007，查訪日期：2022 年 1 月 22 日.

90. 旺報，院士陳培哲籲速引進單株抗體療法 助新冠重症死亡減半，2021 年 6 月 5 日，https://www.chinatimes.com/

realtimenews/20210605002115-260405?chdtv，查訪日期：2022年1
月22日．

91. 經濟日報，本土病例新增286例 指揮中心已採購複合單株
抗體藥物，2021年6月11日，https://health.udn.com/health/
story/120950/5526103，查訪日期：2022年1月22日．

92. 風傳媒，賈永婕募捐救命神器遭控「分裂臺灣」! 資深媒體人揭
幕後出征兇手：唯恐天下不亂，2021年6月18日，https://www.
storm.mg/lifestyle/3758784，查訪日期：2022年1月22日．

93. 聯合報，疫情邁向第三年 / 2021幸好美日捐疫苗 2022
追趕接種率，2021年12月31日，https://udn.com/news/
story/120940/6001953，查訪日期：2022年1月22日．

94. 愛傳媒，楊秉儒觀點：政府幫或擋？民間團體購捐疫苗大事記，
2021-07-22，https://www.i-media.tw/Article/Detail/15898，查訪日
期：2022年1月22日．

95. 衛生福利部食品藥物管理署，110年7月18日新冠肺炎疫
苗專家審查會議紀錄，https://www.fda.gov.tw/TC/siteList.
aspx?sid=11845，查訪日期：2022年1月28日．

96. 藥事法，修正日期：民國107年01月31日，https://law.moj.gov.
tw/LawClass/LawAll.aspx?pcode=L0030001，查訪日期：2022年1
月28日．

97. 自由時報，石崇良「萬華破口論」引熱議 還原完整質詢過
程，2021年6月12日，https://news.ltn.com.tw/news/politics/
breakingnews/3567803，查訪日期：2022年1月28日．

社會人文 BGB541

臺灣新冠疫情的衝擊與反思
Reflecting the Impact of Covid-19 in Taiwan

作者 ── 邱淑媞

總編輯 ── 吳佩穎
責任編輯 ── 陳珮真
校對協力 ── 陳靚雍
封面設計 ── 張議文

出版者 ── 遠見天下文化出版股份有限公司
創辦人 ── 高希均、王力行
遠見・天下文化 事業群董事長 ── 高希均
事業群發行人／CEO ── 王力行
天下文化社長 ── 林天來
天下文化總經理 ── 林芳燕
國際事務開發部兼版權中心總監 ── 潘欣
法律顧問 ── 理律法律事務所陳長文律師
著作權顧問 ── 魏啟翔律師
社址 ── 台北市 104 松江路 93 巷 1 號
讀者服務專線 ──（02）2662-0012｜傳真 ──（02）2662-0007；（02）2662-0009
電子郵件信箱 ── cwpc@cwgv.com.tw
直接郵撥帳號 ── 1326703-6 號　遠見天下文化出版股份有限公司

電腦排版 ── 立全電腦印前排版有限公司
製版廠 ── 中原造像股份有限公司
印刷廠 ── 中原造像股份有限公司
裝訂廠 ── 中原造像股份有限公司
登記證 ── 局版台業字第 2517 號
總經銷 ── 大和書報圖書股份有限公司｜電話 ──（02）8990-2588
出版日期 ── 2022 年 9 月 23 日第一版第一次印行

定價 ── NT 420 元
ISBN ── 978-986-525-769-9 EISBN ── 9789865258450（EPUB）；9789865258467（PDF）
書號 ── BGB541
天下文化官網 ── bookzone.cwgv.com.tw

國家圖書館出版品預行編目(CIP)資料

臺灣新冠疫情的衝擊與反思 = Reflecting the impact of
Covid-19/邱淑媞著. -- 第一版. -- 臺北市：遠見天下文
化出版股份有限公司, 2022.09
224面：14.8×21公分. --（社會人文；BGB541）

ISBN 978-986-525-769-9(平裝)

1.CST: 傳染性疾病防制 2.CST: 病毒感染 3.CST: 公
共衛生

412.471　　　　　　　　　　　　　　111012962

天下文化
BELIEVE IN READING